老年

常见病防治

相光鑫 赵翔凤 ◎ 主编

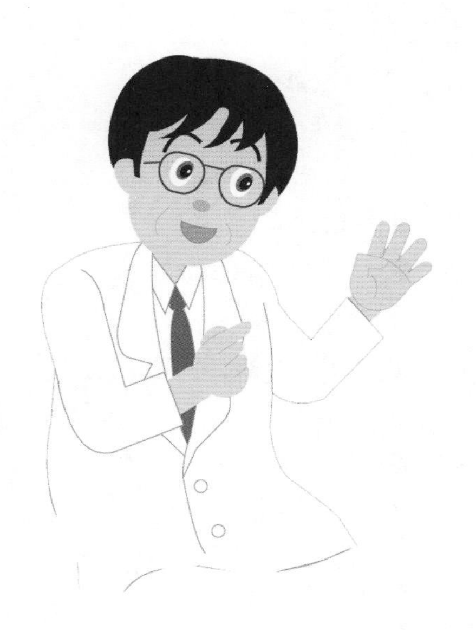

华龄出版社

图书在版编目（CIP）数据

老年人常见病防治 / 相光鑫，赵翔凤主编 . -- 北京：华龄出版社，2019.12

ISBN 978-7-5169-1621-6

Ⅰ. ①老… Ⅱ. ①相… ②赵… Ⅲ. ①老年病—常见病—防治 Ⅳ. ① R592

中国版本图书馆 CIP 数据核字（2019）第 300368 号

责任编辑 林欣雨 **责任印制** 李未圻

书　名	老年常见病防治	**作　者**	相光鑫　赵翔凤
出　版 **发　行**	华龄出版社 HUALING PRESS		
社　址	北京市东城区安定门外大街甲 57 号	**邮　编**	100011
发　行	（010）58122255	**传　真**	（010）84049572
承　印	北京天工印刷有限公司		
版　次	2020 年 6 月第 1 版	**印　次**	2023 年 3 月第 2 次印刷
规　格	710mm × 1000mm	**开　本**	1/16
印　张	12	**字　数**	76 千字
书　号	ISBN 978-7-5169-1621-6		
定　价	45.00 元		

目录

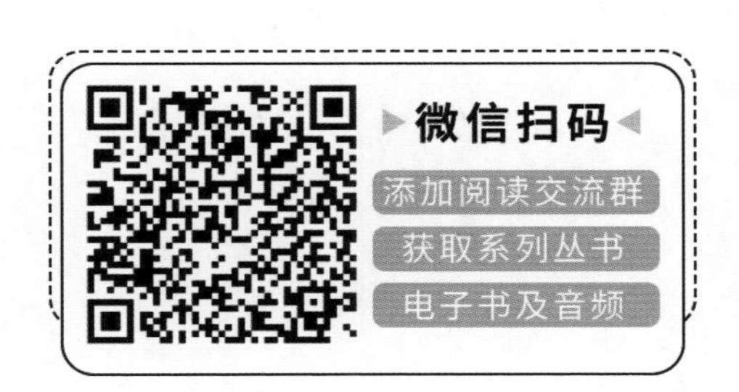
微信扫码
添加阅读交流群
获取系列丛书
电子书及音频

老年病有哪些特点?

老年病又称老年疾病，是指人在老年期所患的与衰老有关的，并且有自身特点的疾病。老年病的特点主要有以下几个方面。

1.多病性:指同一老年患者常有两种以上疾病同时存在，使得症状不典型，造成诊断和鉴别诊断的困难。

2.症状及体征不典型：老年人感受性降低，加之常常并发多种疾病，因而患病后症状及体征不典型，容易漏诊、误诊。

3.发病快、病程短：由于老年人脏器储备功能低下，一旦发生应激，病情迅速恶化。

4. 易引起水电解质紊乱:老年人大脑呈萎缩状态，口渴中枢敏感性降低，饮水不多，因而轻微的原因即可引起水电平衡紊乱。

5.易有意识障碍:与老年人脑血管硬化、血压改变、感染、电解质紊乱等有关。

6.易发生并发症：如长期卧床可以引起坠积性肺炎、便秘、肌肉萎缩、骨质疏松、褥疮等。

7.易发生全身器官衰竭。

老年病预防有哪些注意事项?

只要精神生活正常、情绪稳定，避免生气、发怒和紧张，生活有规律，经常注意天气变化，适时增添衣物，就能减少和避免相关疾病的发生。老年病的预防有以下注意事项：

1.治疗不能单靠药物。防治老年病，膳食调理、精神调节等综合措施不可少，应从合理膳食、适量运动、戒烟限酒、控制体重、心理平衡等几方面综合入手，以健康教育、健康促进为目标，让患者自己了解疾病的基本常识，并采取必要的措施。

2.慢性病需综合防治。老年慢性病的病因复杂，疾病不典型，因此应从多方面进行分析，诊断要慎重，观察要全面，措施要合理，干预要到位。

老年普通感冒、流行性感冒

普通感冒和流行性感冒有什么不同?

普通感冒（感冒）和流行性感冒（流感）都属于上呼吸道病毒感染而引起的疾病，但这两种病有以下不同。

1. 病原不同。感冒可以由多种病毒引起，如常见的鼻病毒、副流感病毒、冠状病毒、呼吸道合胞体病毒等，而流感仅由流感病毒引起。

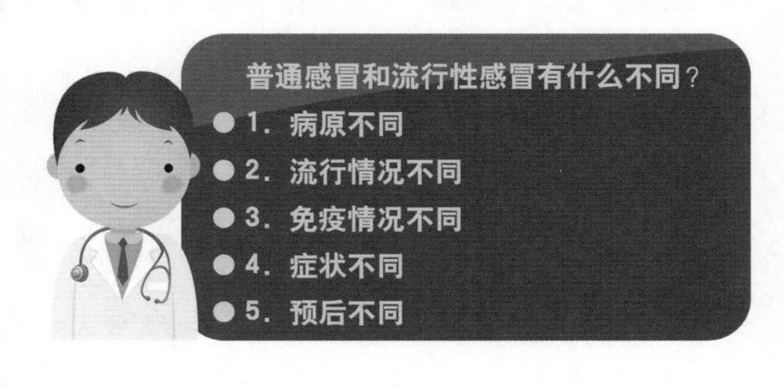

2. 流行情况不同。感冒和流感都是通过空气飞沫传播的，但是感冒多为散发，在一个单位或地区，可同时或先后有很多人发病；而流感常常突然发生，传播迅速，常造成地区流行，有时甚至是大流行。

3. 免疫情况不同。患普通感冒的病人，身体产生的免疫力弱，维持时间短，加上能引起感冒的病毒类型众多，能交叉感染而不能交叉免疫。因此，一个人在短时间内可反复感冒。而患流感后，一般免疫可维持8~12个月。

4.症状不同。普通感冒常以鼻、咽部发干，打喷嚏开始，然后出现流鼻涕、鼻塞等症状，一般发热较低，37℃ ~38℃，有些人不发热，全身症状轻；而流感发病急，寒战、高热持续不退，伴有全身不适、肌肉酸痛、关节痛，上呼吸道症状如鼻塞、流涕、咽痛等，常比全身症状出现得晚。

5.预后不同。一般来说感冒病情较轻，如没有并发症，1 周内可以自愈，很少因感冒而发生生命危险；流感的病情一般较重，恢复较慢，易发生并发症，特别是老年人，可因并发症而死亡。

普通感冒的发病因素与临床表现是什么?

1.发病因素。普通感冒简称“感冒”，是最常见的呼吸道疾病之一。感冒病毒在自然界分布很广，除了通过飞沫传播外，健康人的呼吸道里也常带有感冒病毒，当受凉后，人体内的白细胞及巨噬细胞杀灭病毒、细菌的防御功能有所下降，使全身抵抗力降低。当上呼吸道局部受凉，引起血管收缩，发生血液循环障碍，使局部的抵抗力也进一步降低。这时存留在呼吸道中的病毒便乘虚而入，引起感冒。另外，营养不良、过度疲劳、年老体衰等一切引起身体抵抗力降低的因素，都可以诱发感冒。感冒病毒常见的有鼻病毒、冠状病毒、副流感病毒、合胞体病毒等。

2. 临床表现。感冒的潜伏期一般是1~3天。多数起病较急，开始有发热、咽部不适，而后出现打喷嚏、流涕、鼻塞、有时伴口唇部单纯疱疹，或由于耳咽鼓管炎使听力减退，也可出现流泪、味觉迟钝、呼吸不畅、声嘶、咽部充血等。发病1~2天后炎症向气管、支气管等部位蔓延，咽喉部干痒，有刺激性咳嗽，或有声嘶。全身症状有乏力、全身酸痛、肌肉痛、食欲减退。如无并发症，5~7日内上述症状可以自行消退而痊愈。如果上述症状在1周内不消退，很可能合并有某种细菌感染，这时就需要用适量的抗生素来治疗。

流行性感冒的发病因素与临床表现是什么?

流行性感冒（流感）是由流感病毒引起的一种急性呼吸

道传染病，具有高度传染性，发病率高，极易引起暴发流行或大流行。其特征是急骤起病，迅速蔓延，流行时间短，以冬季多见；全身中毒症状明显，有高热、头痛、乏力、上呼吸道炎症和肌肉酸痛等。年老体弱者极易并发肺炎。流感病毒主要通过空气飞沫传染，入侵呼吸道黏膜，潜伏期很短。流感可分为3种不同的类型。

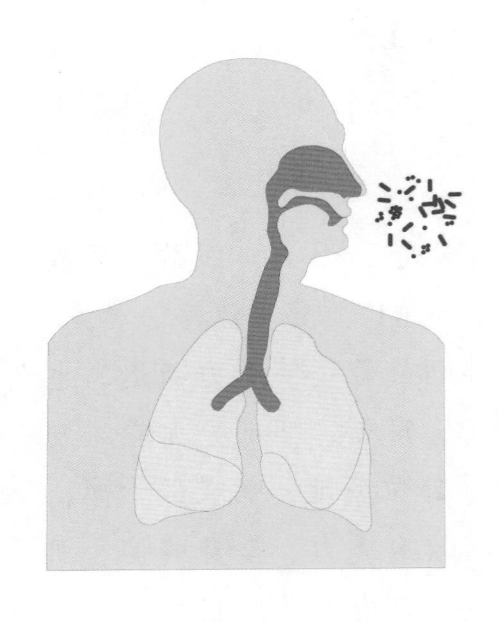

1. 单纯型。此型最常见，轻者类似普通感冒，病程仅2~3日。单纯型流感的症状有胸痛、畏寒、发热、腰背及四肢酸痛、乏力，并有喷嚏、流涕、干咳、咽痛等。呼吸道症状开始不太明显，高热持续2~3日后渐降，此时，呼吸道症状才变明显。部分患者有食欲不振、恶心、便秘等消化道症状。年老体弱者在症状消失后，体力恢复较慢，咳嗽可持续2周或更长。如伴有继发性细菌感染（葡萄球菌、肺炎球菌、嗜血流感杆菌和溶血性链球菌），患者咳黄脓痰、铁锈色痰或痰中带血，并常有胸痛。

2. 肺炎型。流感病毒感染可以由单纯型转变为肺炎型或直接为肺炎型，也可继发于肺炎球菌、金黄色葡萄球菌感染。流感肺炎多见于老年或体弱者，或原有慢性支气管炎，免疫力低下的患者等。感染后12~36小时起病，表现为高热不退、气急、明显发绀、咳嗽及咳泡沫血痰等。病程 1~4 周。听诊呼吸音减低伴有湿啰音。胸部 X 线可见双侧肺野呈散在絮状阴影。少数患者可因心力衰竭或周围循环衰竭死亡。

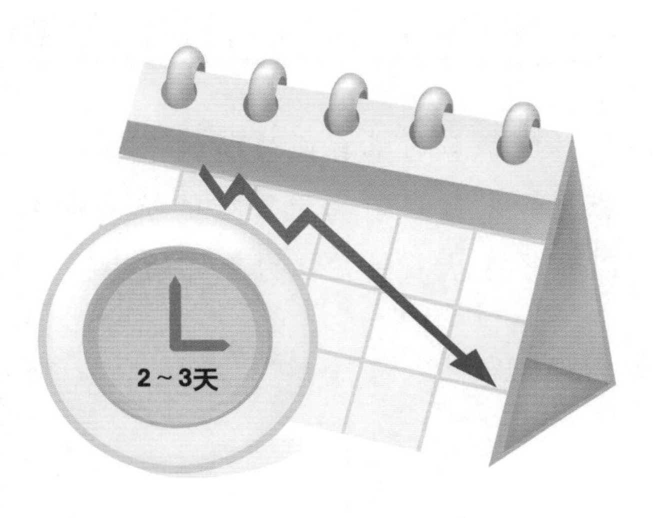

3. 中毒型。流感病毒侵入神经系统和全身血管系统引起中毒性症状。肺炎病变不明显但有明显的脑炎症状，临床表现为持续高热、神志昏迷，有时伴谵妄或抽搐，少数患者由于血管神经系统紊乱或肾上腺出血导致血压下降或休克。

普通感冒和流行性感冒的并发症是什么?

普通感冒或流行性感冒均可以引起一些并发症。对老年人来说，由于机体抵抗力下降，免疫力低下，更容易发生并发症，如支气管炎、支气管肺炎、大叶性肺炎、病毒性肺炎、心脏功能失常等。这些并发症是常见的，且往往比较严重，如治疗不及时的话，可能危及生命。因此，老年人患普通感冒或流行性感冒时应及时请医生诊治，注意休息，坚持服药，切不可麻痹大意。

普通感冒和流行性感冒的治疗措施有哪些?

患了普通感冒或流行性感冒后一般以对症治疗为主。对流行性感冒目前尚无特效的抗病毒剂，也主要是对症治疗，以减轻症状、保护体力、缩短病程、防止并发症的发生。

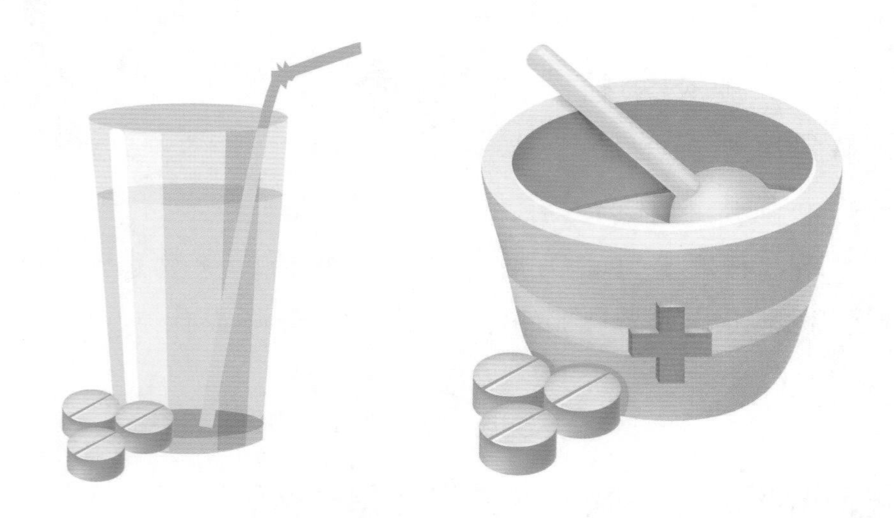

1. 一般治疗。患感冒的病人，不管有无发热都会感到周身酸软无力，食欲不佳。应适当注意保暖，卧床休息，多饮水，病情较重或年老体弱的病人，更应如此。宜进流质或半流质清淡饮食，室内应保持适宜的温度和湿度。有发热、头痛、关节或肌肉酸痛者，可服用复方阿司匹林 0.4 克，每日 2~3 次；鼻塞、流涕较重者可用 1％麻黄素滴鼻，每日 3 次；流清涕者可用抗组胺药物如氯苯那敏或异丙嗪；咽痛者可含咽喉片；干咳者可用咳必清 25~50 毫克，每日 3 次；有痰者可服必嗽平8~16毫克，每日3次；维生素C能增强机体抗感染能力，每日可服500毫克。

常用治疗感冒的中成药有：感冒清，每次4片，每日3次，口服；银翘解毒片，每次4片，每日3次，口服；止咳橘红丸，每次1丸，每日2次，口服。

2. 中医中药治疗：中医治疗感冒需辨证施治，分清各类不同感冒的特点。

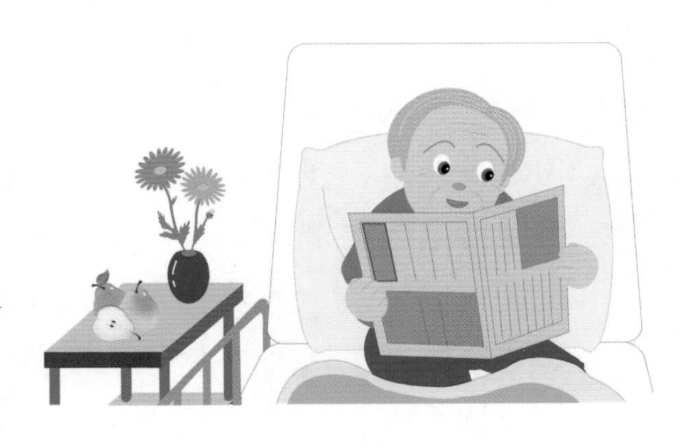

风寒型感冒可用麻黄汤或用麻黄、桔梗、杏仁、甘草；风热型感冒可用银翘解毒散；外感风寒，内有湿滞者，可用藿香正气散。

治疗感冒的简便方剂有：

①姜糖水。鲜生姜3~5片，切碎，加红糖60~90克，浓煎，一次服下，服后盖被出汗。

②紫苏叶15克，生姜3~5片，水煎服，服后盖被出汗。

③白菜根3~5个，去老皮切片，带须葱白3段，生姜3片，红糖15克，水煎前3味，后加入红糖温服。

④荆芥、防风各9克，水煎服。

⑤重症病人可用麻黄6克，杏仁9克，桔梗6克，甘草3克，生姜3片，水煎服。

3. 其他。除中草药治疗感冒外，针灸、拔火罐亦有一定疗效。

4. 老年人患感冒或流感治疗时应注意的事项。老年人患感冒或流感后应及时请医生诊治，除了前面所述一般治疗外，还应注意以下几点。

①卧床休息。

②不要随意自己用药治疗，需要时请医生根据病情给予抗生素治疗。虽然抗生素不是治疗感冒的药物，但可以用来治疗由感冒引起的并发症。

③要多饮水，多吃水果。

④室内空气要流通，但不要直接吹风。

⑤饮食宜清淡，易消化，忌油腻厚味。

⑥必要时可服阿司匹林等止痛药。

⑦如有咳嗽，可用止咳药，但不可用大剂量的镇咳药或可待因镇咳。

普通感冒和流行性感冒的预防措施有哪些?

首先要注意气候的变化，特别是冷空气的侵袭。降温时最易引起感冒，故要及时增加衣服，注意保暖。秋冬寒冷季节出门，要戴口罩，特别是已患慢性支气管炎、肺气肿、肺心病或支气管哮喘的病人，更应如此。冬季进行户外锻炼时应注意避免受冻。避免与患感冒或流行性感冒的病人接触或面对面讲话。在感冒或流行性感冒流行时不去公共场所。居室要通风，冬季亦应定时开窗流通空气。但不要在风口停留，避免冷风直吹，以免受凉。得了感冒或流行性感冒后应注意休息，多饮开水，并及时服退热药。因老年人患感冒或流行性感冒易并发细菌性感染，故主张早期选用有效的抗生素。避免过度疲劳，多吃富含维生素C的水果或蔬菜，对预防感冒有帮助。感冒高热不退，或虽热度不高，但身体极虚弱，或者呼吸急促，应及时去医院检查，可早期发现肺炎，以便及时治疗。有条件时，患慢性呼吸道疾患的老年人可于每年秋季注射流感疫苗，或能增强机体抵抗力的药物，如丙种球蛋白、核酪、卡介苗提取液等。平时注意加强体育锻炼，如耐寒锻炼，包括冷水洗脸、擦浴等。

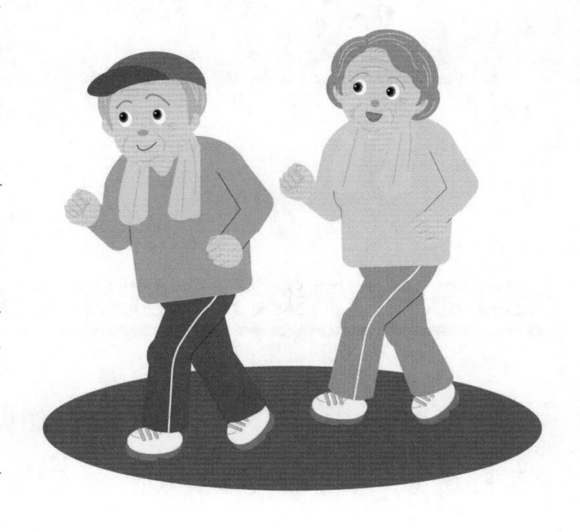

药物预防可选用中草药，如贯众、板蓝根、野菊花、葛根、桑叶等一起煎煮，每日服用1次。

老年急性气管炎、支气管炎

老年急性气管炎、支气管炎的发病因素与临床表现有哪些?

急性气管炎、支气管炎是由病毒或细菌感染，物理、化学刺激或过敏引起的气管、支气管的急性炎症。老年人由于鼻及支气管黏膜萎缩，纤毛上皮细胞和纤毛运动减弱，清除异物的功能减退，巨噬细胞功能降低，分泌物增多及黏稠易在支气管内潴留，有利于细菌或病毒繁殖，因此老年人较易患气管炎、支气管炎。常见的病因有病毒或细菌感染，过冷空气、粉尘、刺激性气体或烟雾（如二氧化硫、二氧化氮、氨气、氯气等）的吸入，某些致敏原如花粉、有机粉尘、真菌孢子引起的气管、支气管过敏炎症反应等。鼻旁窦或扁桃体感染的分泌物吸入后也可引起本病。老年人由于免疫力

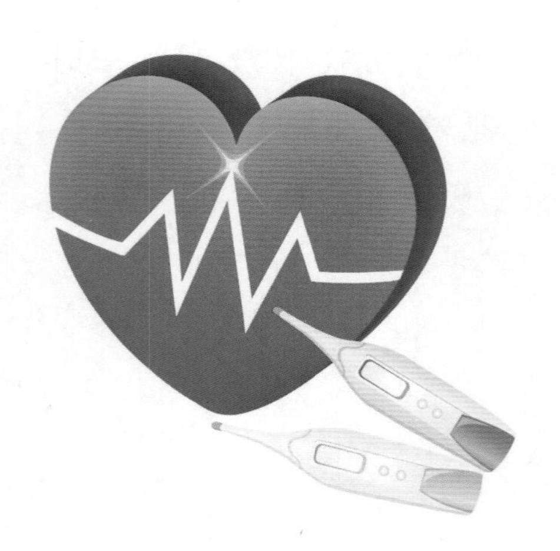

降低，病变可蔓延至细支气管和肺泡，甚至引起小灶出血性坏死，一般炎症消退后气管、支气管的结构和功能可复原。

急性气管炎、支气管炎初期多表现为呼吸道感染的症状，如鼻塞、喷嚏、咽部疼痛、声音嘶哑、轻度或中度发热，体温一般在38℃左右，多于3~5日左右降至正常。畏寒、全身酸痛乏力、头痛，呼吸、心率加快，3~5日后上述症状消退，出现咳嗽，多为刺激性干咳，往往在晨起、晚睡体位改变时或吸入冷空气后有阵发性咳嗽，有时甚至终日咳嗽，如果伴有支气管痉挛时可出现不同程度的喘息或气促。1~2日后支气管分泌物增多，可出现咳稀薄黏液性痰，如果细菌进一步感染，则痰可为黄色，量亦随之增加。肺部听诊可闻及散在干性或湿性啰音，部位常不固定，咳嗽后可减轻或消失。检查血白细胞正常，胸部X线检查也无异常或仅有肺纹理增多、紊乱。

老年急性气管、支气管炎的治疗措施有哪些?

1. 一般治疗。患急性气管炎、支气管炎后休息是主要的治疗措施，勿过度劳累。多饮水，保证维生素的摄入。室内保持良好的通风，注意温度调节，避免再度受冷空气侵袭。

2. 抗生素药物治疗。根据病原菌进行针对性的抗生素药物治疗。轻度者可口服抗生素：罗红霉素0.15克，每日2次；氨苄青霉素0.5克，每日3次；羟氨苄青霉素0.5克，每日

3~4 次；头孢氨苄 0.5 克，每日 4 次。可以两种药物联合应用。如果感染比较严重可选用青霉素、氨苄青西林等静脉滴注，或选用喹诺酮类（氧氟沙星、环丙沙星等）、头孢类抗生素（如头孢噻肟钠、头孢曲松钠等）。老年人由于肾功能减退，药物剂量不宜偏大，以免引起肾功能进一步减退，最好在医生指导下选用抗生素治疗。

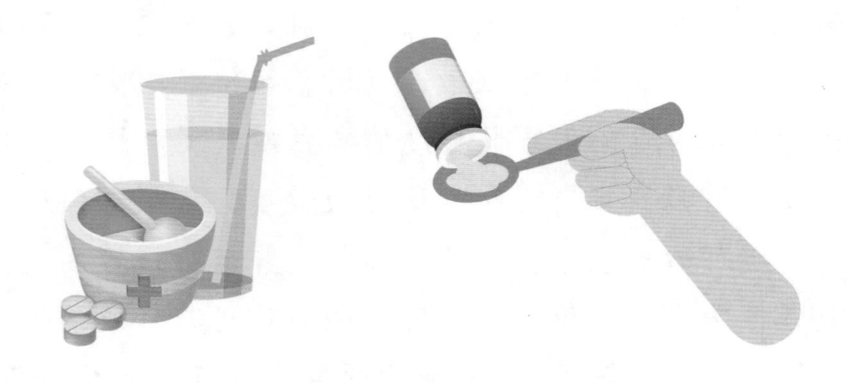

3. 止咳、化痰、平喘治疗

（1）只有刺激性干咳，无痰时，可口服镇咳剂，如喷托维林 25 毫克，每日 3 次，复方甘草片 2~3 片，每日 3 次；剧烈咳嗽影响睡眠者，睡前可口服可待因 15~30 毫克。同时可做超声雾化吸入，以湿化呼吸道，减轻刺激。有发绀者应给予吸氧。

（2）痰液黏稠不易咳出时，应用化痰药物如必溴已新 16 毫克，或沐舒坦 30 毫克，每日 3 次，口服；或用 α- 糜蛋白酶 5 毫克，庆大霉素 4 万单位，蒸馏水 40 毫升做超声雾化吸入以利排痰。

（3）有喘息气促者，可给予氨茶碱 0.1~0.2 克，每日 3

次，口服，或用沙丁胺醇、喘乐宁等喷雾剂。注意茶碱类药物可能引起心动过速或恶心、呕吐等胃肠道症状，最好在医生指导下用药。

4. 中药治疗

（1）中成药治疗。常用治疗急性气管炎、支气管炎的中成药有通宣理肺丸、止咳橘红丸、川贝枇杷露、养阴清肺丸、银翘解毒丸、青果止嗽丸等，可根据病情选用。

（2）辨证施治。根据不同类型的急性气管炎、支气管炎来选用不同的方剂。常用的方剂有杏苏散或金沸草散加减，桑菊饮加减，桑杏汤加减，止嗽散加减，清金化痰汤加减。

5. 其他疗法

（1）针灸疗法。风寒伤肺者，选曲池、合谷、足三里穴；风热伤肺和燥热伤肺者取合谷、风池、大椎、肺俞穴；暑热伤肺者，取风池、肺俞、曲池穴。痰多者配丰隆穴，咽痒者配天突穴，胸闷者配内关穴，咽痛者配少商穴。

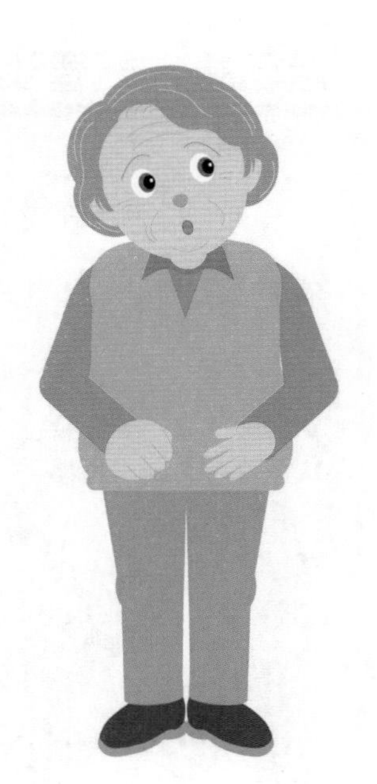

（2）耳针疗法。选择相应穴位治疗。

（3）腹式呼吸疗法。主要是练腹式呼吸和意守丹田，每次 15 分钟，早、晚各练 1 次。另外，练习太极拳亦可。

6. 单方及食疗

（1）矮地茶、桑叶各 10 克，水煎，每日 3 次，口服。

（2）车前草（鲜品 30 克或干品 15 克），水煎服，每日 3 次。

（3）姜糖茶，取生姜10克，煮水至沸，入红糖1匙，趁热多饮，适于风寒束肺症。

（4）梨汁饮，鲜梨1个，挖出核，入川贝母粉10克，置碗中，蒸熟，吃梨饮汤，每日1次，能清肺润燥。

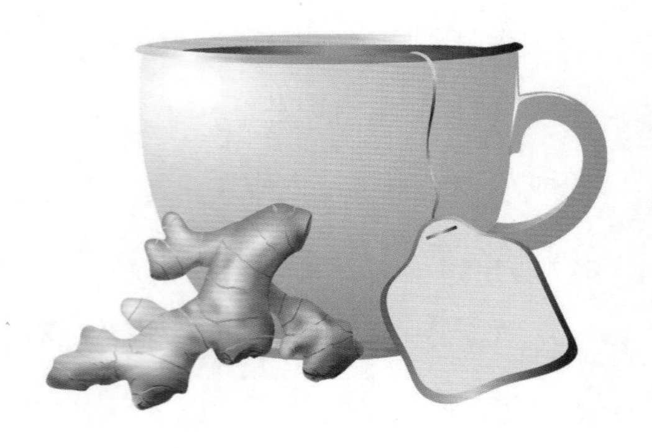

（5）芦根饮，鲜芦根30克，水煎作茶饮，适用于风热犯肺、暑热伤肺。

老年急性气管炎、支气管炎的预防措施有哪些？

受寒和呼吸道感染常是细菌性急性气管炎、支气管炎发作的诱因，因此平时老年人要多进行户外活动和体育锻炼，进行耐寒训练以增强体质。天气变化降温时要注意添加衣服，注意保暖，原有慢性支气管炎、肺心病的患者，寒冷季节出门要戴口罩。感冒流行季节不要去公共场所。注意室内空气流通，得了感冒后要及时治疗，以免发展成急性气管炎、支气管炎，平时多注意加强营养，多食富含维生素C的水果和蔬菜。另外，吸烟的人一定要戒烟，避免接触各种有害刺激。

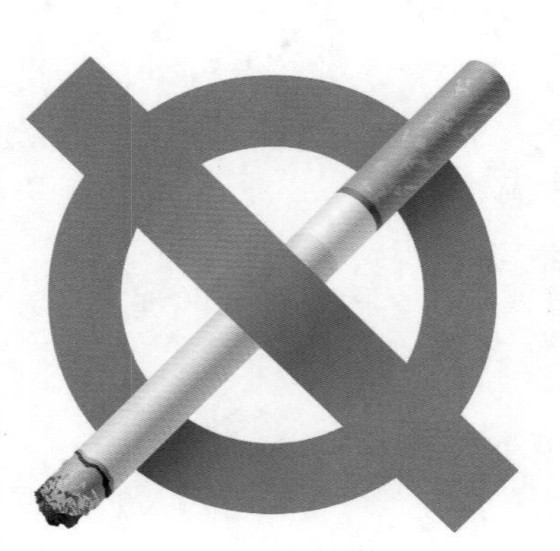

老年肺炎

老年肺炎的发病因素与临床表现有哪些？

老年肺炎多为细菌性肺炎。肺部的慢性疾病是引起老年肺炎的主要基础。致病菌可为各种球菌、杆菌或真菌，或细菌和真菌的混合感染，或以病毒感染开始，而后合并细菌感染。支原体、立克次体、衣原体皆可致肺炎。真菌引起的肺炎，多由于治疗不当（如广谱抗生素使用过久）所致继发性二重感染。此外，物理、化学因素，如呼吸道烧伤吸入有害气体（氯气）或放射线照射后均可导致肺炎，但老年人少见。近年来老年肺炎多为混合的细菌感染及革兰阴性细菌感染。

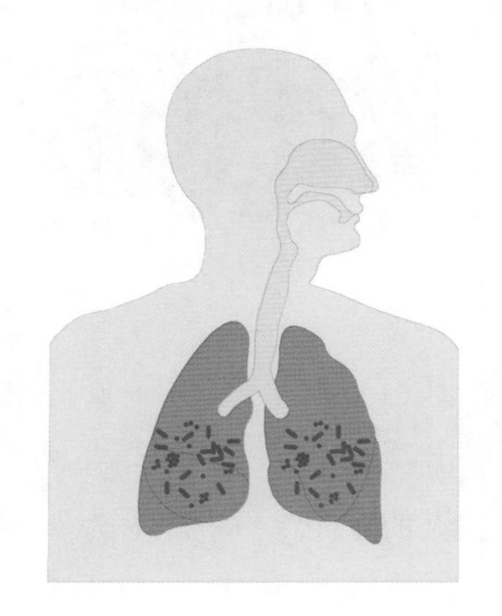

老年人患肺炎的诱因主要有以下几点：①淋雨、受凉受寒，致上呼吸道病毒感染。②醉酒、全麻、脑血管意外、癫

痫大发作、假性球麻痹意识障碍等情况下，易患吸入性肺炎。③在各种急、慢性疾病基础上(如严重创伤、大手术后、肿瘤、各种血液病、糖尿病、充血性心力衰竭、长期服用肾上腺糖皮质激素等）致全身衰竭，及全身免疫功能低下而诱发肺炎。

老年肺炎的临床表现有以下方面。

1.一般症状：老年人肺炎的临床表现常不典型。临床症状多种多样，有时起病缓慢，仅有的早期症状为无力、食欲不振和精神不振；缺乏呼吸道的症状，更缺乏典型的肺炎症状；可无发热或只有低热或发热不规则，但可出现腹胀、腹泻、腹痛等消化道的症状；有咳嗽，但咳痰不多，且多为白色黏液痰，脓痰及铁锈色痰较少见。60岁以上的老年肺炎患者常无大量脓痰，咳嗽轻。也可能一开始就出现表情淡漠、恍惚、嗜睡、躁动不安，甚至昏迷等神经系统的症状。还可能出现心慌、气短、心律失常、水肿、虚脱、休克等心血管系统的症状。胸痛多为炎症波及到胸膜所引起，表现为刺痛，特别是在咳嗽和深呼吸时加重；少数下叶肺炎波及到横膈膜时，可有上腹痛，并可放射到肩部。有时候老年人肺炎首先表现为其骤发的并发症，如充血性心力衰竭、中毒性休克，

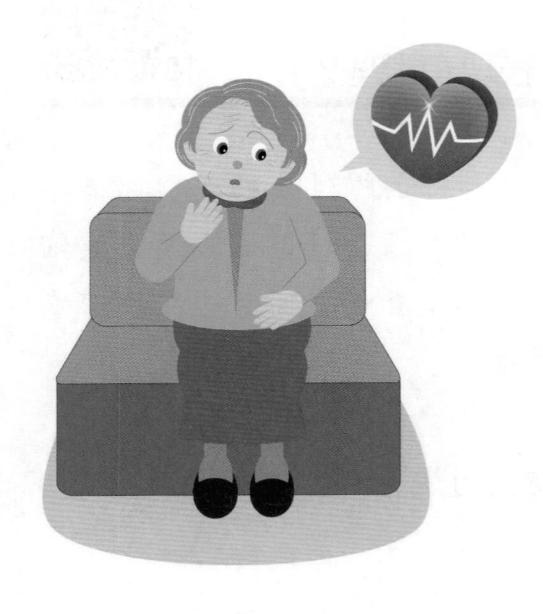

慢性阻塞性肺疾病患者出现急性呼吸衰竭。另外，有些患者肺炎的典型症状为突然出现。在一两日内病情可能出现急剧恶化。

2. 老年肺炎的特点

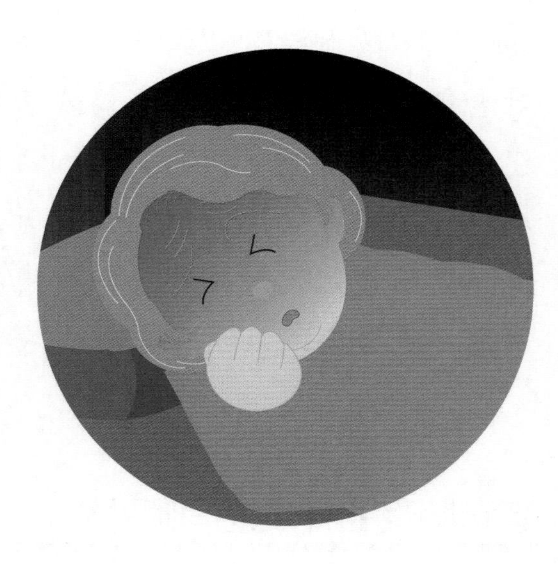

（1）多发生在原发病基础上。如慢性阻塞性肺疾病、肺心病、冠心病、各种原因所致心力衰竭及脑血管意外、假性延髓性麻痹等病。肺炎发生在原发病基础上其预后要比无原发病者差。

（2）病原菌。多以革兰阴性菌为主，常导致重症肺炎，其临床症状以咳嗽、咳脓痰者最多见。但发热常不显著，一般低热或无热。白细胞计数约半数患者总数在 10×10^9 / 升以下，但中性白细胞增高可达 80% 以上，常合并休克。原发肺炎症状可不典型，常首先出现消化系统或神经系统症状，如恶心、呕吐、腹泻、意识障碍，甚至昏迷等。病程进展很快，较易误诊或漏诊。

（3）继发于支气管肺癌的阻塞性肺炎多见。常在同一部位反复感染，且炎症症状不明显，原有的慢性阻塞性肺疾病或肺癌的咳嗽常掩盖急性肺炎症状，但若见脓痰常提示有急性肺炎。

（4）病程长。这与老年人免疫功能低下，肺炎吸收缓慢，病程迁延时间较长有关，多数在1~2个月才能完全吸收。

（5）易误诊。由于老年肺炎的临床症状与体征很不典型，发热也不明显，容易发生误诊，常常以“消化不良”“心力衰竭”“败血症”“结缔组织病”“全身衰竭”等收入院。对老年患者若出现全身衰弱或病情突然恶化，或一向好动而突然感到全身不适而不愿参加活动，或原有的慢性疾病治疗后症状没有减轻反而明显加重时，或出现意识障碍，或心跳及呼吸明显加快时，都应想到患有肺炎的可能，并要到医院做进一步检查，以明确诊断，尽早治疗。

老年肺炎的并发症有哪些？

老年肺炎并发症较多，老年人患肺炎后，经有效抗生素治疗，如果病情反复，体温正常后又上升，白细胞降至正常后又再升高，都应考虑有并发症的可能。常见的并发症有以下几种。

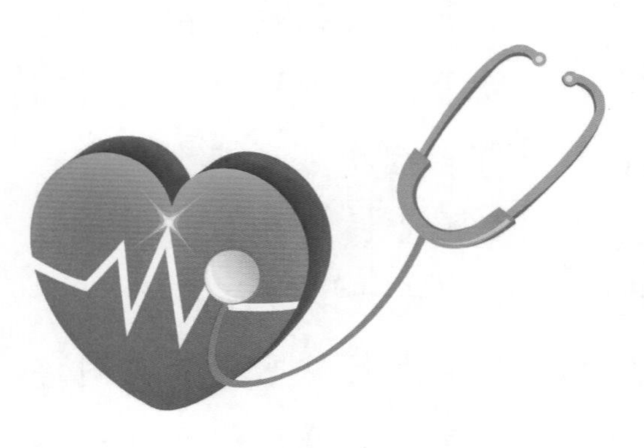

1. 胸膜炎。在病程中多数病人出现炎症波及胸膜引起胸膜炎，肺炎治愈后，胸膜炎可随之治愈。如果出现胸腔积液，甚至脓胸，则需胸腔穿刺抽液治疗。

2. 脓胸和脓气胸。老年人患肺炎如果是由金黄色葡萄球菌引起，肺内常形成单个或多个脓肿。如果病灶扩展，可侵犯胸膜并破溃入胸腔形成脓胸或脓气胸，甚至引起纵隔气肿或皮下气肿等。另有一种肺炎杆菌破坏力较强，易迅速形成肺组织坏死，脓肿或空洞，并发脓胸。

3. 心肌炎。严重肺炎可引起中毒性心肌炎，重者可出现心脏扩大、心动过速等。

除以上几种并发症外，老年肺炎常并发水电解质紊乱、酸碱平衡失调、休克、心律失常、呼吸衰竭及心力衰竭等。这与老年人常伴有脱水、营养不良、肾上腺皮质功能减退、慢性心血管病及呼吸道疾病等因素有关。这些并发症通常在感染、发热、缺氧、水电解质紊乱等得到纠正后，随病情好转而消失，但亦有不少老年人患肺炎后死于并发症，应引起重视。

老年肺炎的治疗措施有哪些?

1. 抗生素治疗。老年肺炎如何选用抗生素治疗是治疗肺炎的根本措施。在病原菌未确定前，常用的抗生素如下。

（1）青霉素：240 万 ~480 万单位（或氨苄西林 5.0 克），每日静脉点滴，重者可酌情增加剂量。

（2）头孢唑啉：2~6 克，每日静脉点滴。

（3）红霉素：对青霉素或头孢菌素过敏者可选用红霉素 1.2~1.8 克，每日静脉点滴。

（4）喹诺酮类：酌情选用。

重症患者需联合应用抗生素，以提高疗效，防止病情发展，减少并发症的发生。因老年人肾功能减退，应合理选药和调整剂量，以免加重肾脏损害。

老年人患肺炎用抗生素治疗的疗程较年轻人患肺炎长 1 周左右，当体温降至正常后 1 周，病灶大部分消散时，可停止静脉点滴改口服，直至病灶完全吸收为止。

2. 对症治疗。老年人患肺炎后，应该卧床休息，居室要清洁通风。饮食应营养丰富、易消化，以流质为宜，多饮水或果汁。如果伴有发热，可采用酒精擦浴，冷毛巾或冰袋敷前额、头部、腋下和腹股沟等处。慎用退热剂，因退热时大量出汗容易导致虚脱或低血容量性休克。高热时不可多盖衣被，以利散热。对缺氧的病人要给予间断吸氧。

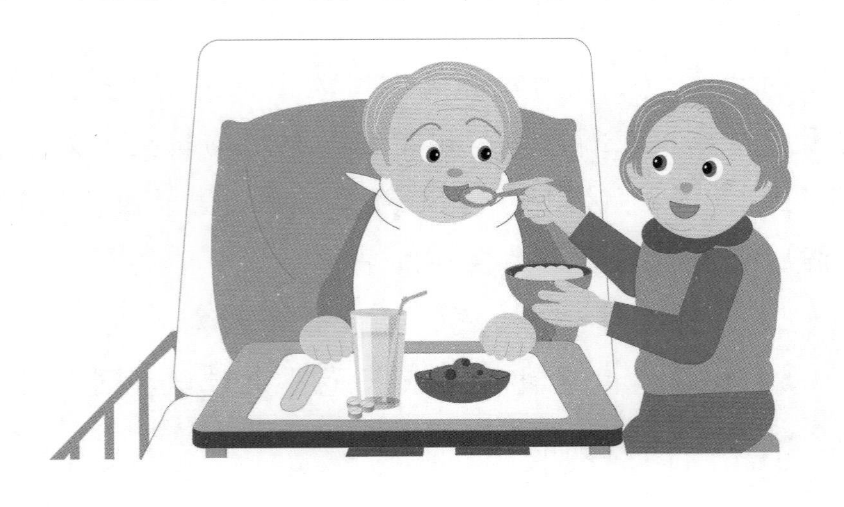

另外，要注意勿用镇静剂和止咳剂，经常翻身拍背以助排痰。常服用的化痰药有：溴已定8~16毫克，每日3次；沐舒坦30毫克，每日2次；甘草合剂10毫升，每日3次；中药如鲜竹沥15毫升，每日3次；川贝枇杷糖浆15毫升，每日3次；蛇胆川贝液1支，每日3次。

3. 雾化吸入治疗。老年肺炎患者要特别注意防止痰黏稠堵塞呼吸道，除上述化痰药可口服外，有条件者可做雾化吸入湿化气道，使痰变稀薄以利于排出。

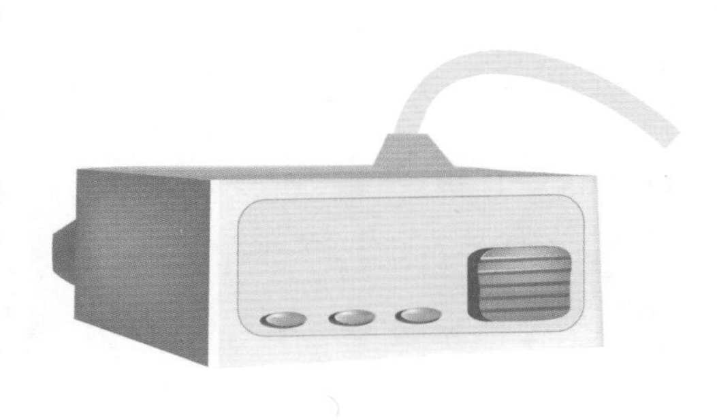

4. 中药治疗。一般肺炎初起多有恶风寒，发热无汗，宜及早使用辛温解表方药，使邪从表解；不过此阶段时间较短，很快化热入里，此时的治疗应以宣肺开闭、清热、解毒为主。而老年人正气虚弱，用清热药、泻下药时应注意掌握分寸，且须用之得法，不可过量。

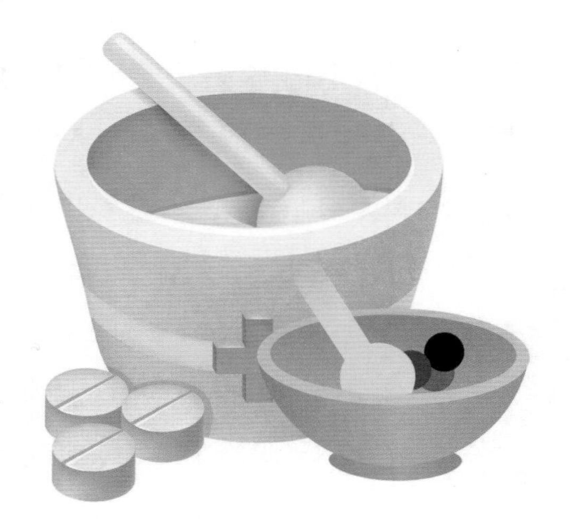

（1）煎剂：常见的有麻杏石甘汤、肺炎Ⅱ号方、竹叶石膏汤、加味三甲复脉汤、四逆人参汤等。

（2）中成药：常用治疗肺炎的中成药有银翘解毒丸、

平喘宁、安宫牛黄丸、至宝丹等，可根据病情选用。

（3）单验方：常用的单验方有：大蒜头1个，去皮、捣烂，加白糖及适量开水搅匀去渣，将汁液1次服下，每日2~3次；黄芩、连翘各20克，甘草10克，水煎服，每日2~3剂；鱼腥草50克，桔梗25克，生石膏100克，水煎服。

5. 针灸疗法

（1）体针疗法：取肺俞、列缺、合谷、大椎和外关穴，浅刺，不留针，用泻法。

（2）水针疗法：取肺俞、大抒、风门、定喘穴，用维生素B_1 0.5毫升，穴位注射，每次选2个穴位，共用3日。

6. 食疗与药膳

（1）复方银花茶：银花21克，桑叶6克，菊花3克，杏仁10克，芦根30克，水煎去渣，加蜂蜜30克，代茶饮。适用于肺炎初起属风热证者。

（2）天门冬粥：天门冬20克，粳米100克，冰糖适量，先煎天门冬去渣取汁，后入粳米，煮熟后入冰糖调匀即成。

7. 外治疗法。取大青叶12克，银花15克，薄荷、生地各10克，桔梗3克，玄参9克，生甘草3克，煎药取汁，用壶式雾化法吸入，并可选用麻杏石甘合剂煎药汁雾化吸入。

8. 老年肺炎的康复与调养。老年人患肺炎，经过有效的抗生素治疗后，炎症一般可慢慢吸收、消散，病情逐渐好转至痊愈。疾病痊愈后，老年人由于体质较虚弱，需要经过较长时间的康复过程，以恢复日常生活。在这期间，除了注意衣服穿着和保持合适的室温之外，还要注意加强营养，以增强机体免疫力，适当的体育锻炼，以增强体质，可根据个人情况选择太极拳、广播操、散步等锻炼方法。吸烟的患者要戒烟，对原来有慢性阻塞性肺疾病患者来说，要注意呼吸训练，锻炼呼吸肌。

老年肺炎的预防措施有哪些?

疲劳和受凉都易削弱人体的免疫功能，故老年人应该特别避免受凉和劳累。老年人身体一般比较虚弱，特别是原有心肺疾病患者，如果出现发热、咳嗽等症状，要注意密切观察，不可仅当作普通感冒而忽视之。有的老年肺炎患者甚至在发病前毫无咳嗽、发热症状，而突然发生休克（血压下降、冷汗、口唇发绀），均应特别注意。平时注意加强体育锻炼，如前面所说的耐寒训练以增强体质。在感冒或流感流行期间尽量避免去公共场所，以减少感染机会。有条件者平时可用一些增强机体免疫力的药物，如核酪、斯奇康、胸腺素等。患了感冒或上呼吸道感染一定要及时治疗，以免病情继续发展而导致肺炎。

老年慢性支气管炎

老年慢性支气管炎的发病因素有哪些?

老年慢性支气管炎的病因尚不完全清楚，但主要与下列因素有关。

1．吸烟。现已公认，吸烟是引起慢性阻塞性肺疾病的首要因素。吸烟可损伤呼吸道的许多部位，包括中央性及外周性气道、肺泡及毛细血管结构和功能发生变化，支气管平滑肌、小气道和肺泡亦受损伤。长期吸烟引起支气管黏膜的清除能力下降而加重病情，而且吸烟可直接导致气道痉挛。

2. 感染因素。老年慢性支气管炎与呼吸道感染有密切关系，如病毒、支原体、细菌感染等。老年人呼吸道感染的特点为：随着增龄，对感染的防御能力下降，呼吸道感染的并发症增多。此外，老年慢性支气管炎病人的体液免疫与细胞免疫功能低下或紊乱，也是造成难治与反复感染的原因。

3. 大气污染。随着工业的发展，大气污染越来越严重。空气污染包括室内小环境和室外大环境污染，如室内被动吸烟；煤炭及燃料燃烧和烹调过程中所产生的致病物质；城市中的汽车废气、工业废气以及化工厂、造纸厂、制药厂等释放出的有害气体，如二氧化硫、二氧化氮、氯气、臭氧等，长期刺激呼吸道引起慢性呼吸道损伤。

4. 职业。长期暴露于刺激性粉尘环境中可诱发老年慢性支气管炎。据调查，纺织工人中的老年慢性支气管炎发病率最高，其次为接触放射线、化学工业、重工业人员。

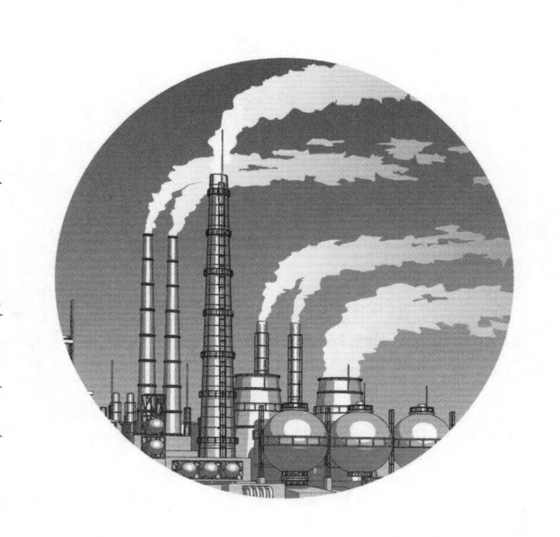

5. 寒冷与过敏因素。长期暴露于刺激性的寒冷环境为老年慢性支气管炎发作的重要因素和诱因。老年慢性支气管炎的发病与急性加重常见于冬季寒冷气候，尤其是突然变冷时，寒冷空气可刺激呼吸道，减弱呼吸道的防御功能，引起支气管平滑肌收缩，黏膜血液循环障碍，分泌物排出困难，有利于继发感染。尤其是喘息型支气管炎往往有过敏史。细菌、尘埃、食物、植物、寄生虫、化学气体等都可成为致敏因素而致病。

6. 呼吸系统组织老化与防御机制下降。老年人呼吸器官发生形态变化，包括呼吸性细支气管及肺泡扩张，肺泡孔数目增加，胸壁弹性及呼吸肌功能下降。支气管黏膜萎缩伴纤毛变性和异常，纤毛运动失调，咳嗽反射和喉反射灵敏度下降，因而容易造成下呼吸道感染。

7. 自主神经功能失调。老年慢性支气管炎患者绝大多数有自主神经失调现象，尤以迷走神经功能亢进为突出。胆碱能神经在支气管和肺脏广泛存在，丰富的迷走神经末梢在反复接受到外因刺激下常常处于兴奋状态，最终使支气管腺体分泌增加，平滑肌痉挛。过多的黏液增加纤毛的负担，使其运动减弱，痰液滞流，细菌易于生长，并迁延反复，加重病情。

8. 遗传因素。有的调查结果显示五分之一的老年慢性支气管炎患者有家族性倾向。

老年慢性支气管炎的临床表现、分型与分期是怎样的？

1. 临床表现

（1）咳嗽：咳嗽的严重程度视病情而定，一般起病初期早晨咳嗽重，白天转轻，晚睡前有阵咳及排痰，以后晚上也加重。

（2）咳痰：由于夜间睡眠时气管及支气管内存留痰液，夜间副交感神经相对兴奋，支气管分泌物增多，因此，起床后或体位改变时引起刺激排痰。清晨排痰较多，痰为白色黏痰或浆液泡沫性，偶可带血，合并感染时有脓性痰，咳嗽和痰量随之增多。

（3）气短：早期并无气短现象，反复发作后气短症状逐渐加重。

（4）喘息：老年慢性支气管炎病人经常出现喘息，肺部听诊有哮鸣音，喘息症状随感染或接触过敏源而加重。若伴有肺气肿时可出现劳动或活动后气急。

（5）发热：老年慢性支气管炎患者急性发作期可出现发热，体温多在39℃以下，感染重时可出现高热，多数患者也可不发热。

2.分型可分为单纯型和喘息型。

（1）单纯型：主要表现为咳嗽、咳痰。

（2）喘息型：除咳嗽、咳痰外尚有喘息，伴哮鸣音，喘息于阵咳后加重，睡眠时明显。

3.分期

（1）急性加重期：病情在2~3天内突然加重，常以受凉、感冒、劳累为诱因。咳嗽、咳痰明显加重，痰为脓性或黏液脓性，可伴发热。

（2）慢性迁延期：多数患者处于迁延状态，症状在较小幅度内反复波动，咳嗽、咳痰迁延不愈，咳白色黏痰或黏液泡沫痰，痰量少则数十毫升，多则数百毫升不等。常有肢体寒冷，易出虚汗。此期炎症程度表现不明显。

（3）临床缓解期或稳定期：老年慢性支气管炎患者经治疗后可进入稳定期，此时咳嗽、咳痰、气短等症状明显减轻，全身情况改善。每年的5~9月，病情亦可自行缓解。

老年慢性支气管炎的治疗措施有哪些?

1. 抗菌消炎。使用抗病毒药物和抗生素药物是治疗老年慢性支气管炎急性加重期的主要措施。应尽量做痰涂片、痰培养加药敏试验，有利于选择敏感有效的抗生素。老年人肺部感染的用药原则为早期、足量、针对致病菌选药。

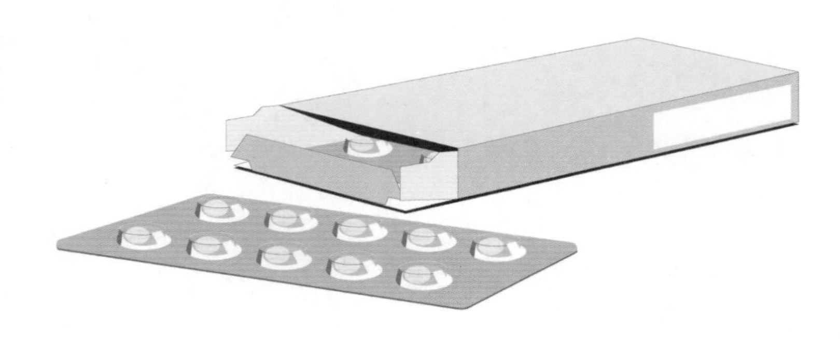

原则上能用窄谱抗生素应尽量避免使用广谱抗生素，以免产生二重感染或产生耐药菌株。老年人肺部感染的治疗应尽快确定病原体，选择敏感的杀菌剂，作用快、毒性小、易排泄的药物，并注意肝肾功能。由于老年人胃肠道功能减弱，中、重度感染用药应选择非口服途径给药，静脉滴注为佳。

2. 迁延期治疗。老年慢性支气管炎在迁延期咳嗽、咳痰、喘息等迁延不愈时除继续选用敏感抗生素外，可用解痉、祛痰药物治疗。单纯的镇咳药（如可卡因等）对本病并不适宜，除非夜间影响睡眠才酌情使用。有条件者，可做超声雾化吸入，以助排痰。喘息型患者应给予平喘药。对有气道痉挛者，可使用支气管舒张剂。若使用支气管舒张剂后，气管仍有持续阻塞，可用糖皮质激素，但其吸入治疗仅是选择性地应用于某些病情较重的患者。建议长期应用之前，应作为期两周口服泼尼松治疗试验，以确定其应用价值，并密切观察治疗过程的效果和不良反应，若症状未改善，即应停药。亦可用气雾剂吸入，常用气雾剂有喘乐宁（沙丁胺醇）、喘康速（特布他林）等。对于老年慢性支气管炎的治疗，目前主张使用M胆碱受体拮抗剂，常用异丙托溴铵气雾剂（爱喘乐）40~80微克，每日4次，或异丙东莨菪碱180微克，每日4次。由于β_2受体激动剂长期使用可使β_2受体功能下降，故应按需用药，而M胆碱受体拮抗剂应按规则用药。

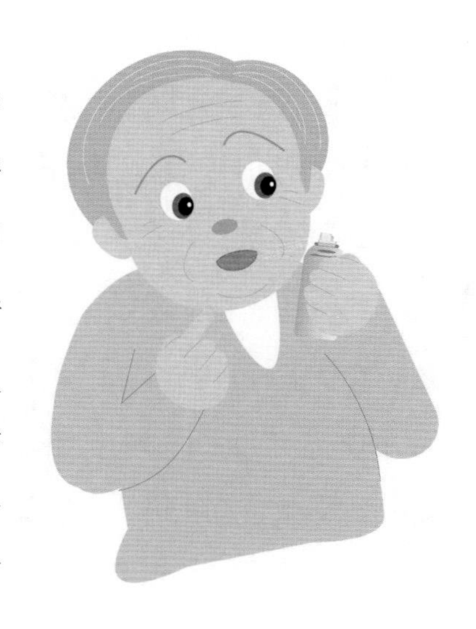

3. 中药疗法

（1）实证（多见于急性发作期）

①风寒袭肺

证候：喘咳气急，胸部胀闷，痰稀薄，量多色白，兼有头痛，恶寒或伴发热，无汗，口不干，舌苔薄白而滑，脉浮紧。

方药：麻黄汤加减。

麻黄、桂枝各6克，杏仁10克，甘草5克，加水煎服。若寒痰阻肺可加半夏、橘红、苏子、白前等化痰顺气。若服药后汗出而喘不平，可用桂枝加厚朴杏子汤，和营卫宣肺气。

②风热犯肺

证候：喘促气急，甚至鼻翼扇动，痰黄黏稠难出，兼有胸痛烦闷，头痛身热汗出，口渴，便秘，尿黄，舌苔薄白或黄，脉浮或滑数。

方药：麻杏石甘汤加味。麻黄6克，杏仁10克，生石膏30克（先下），甘草5克，加水煎服。肺热重可加黄芩，知母，鱼腥草或重用石膏以清肺热；风热表盛加银花、连翘解表清热；痰多喘甚加葶苈子、射干泻肺平喘；咳痰黄稠加瓜蒌、贝母清肺热；有汗重用石膏，无汗重用麻黄。

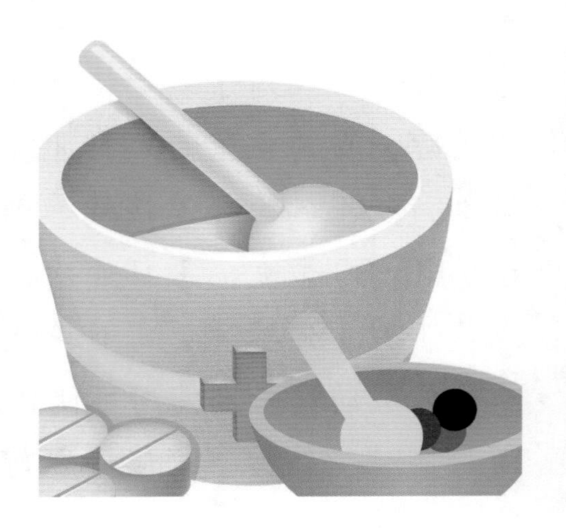

③痰浊阻肺

证候：喘咳，痰多色白而黏，胸满窒闷，纳呆，口黏不渴，甚或呕恶，舌苔厚腻色白，脉滑。

方药：二陈汤合三子养亲汤加减。炒苏子、炒莱菔子、杏仁、陈皮、半夏各10克，茯苓12克，甘草5克，炒白芥子6克，厚朴8克。

④痰热郁肺

证候：喘咳气涌，胸中烦热，胸部胀痛，痰多色黄黏稠，或痰中带血，渴喜冷饮，面红咽干，尿赤，便秘，苔黄腻，脉滑数。

方药：桑白皮汤加减。桑白皮、黄芩、贝母、焦山栀、杏仁、苏子各10克，半夏20克，黄连6克；身热者加石膏、知母；痰多黏稠加海蛤壳、玄明粉；痰有腥味配鱼腥草、薏苡仁、冬瓜仁、芦根。

⑤寒饮伏肺

证候：咳逆喘满不得卧，吐痰白沫多，往往经久不愈，天冷变寒加重，甚至引起面部水肿，或平素伏而不作，每遇寒即发，发则寒热、背痛、腰痛、目泣泪出，舌苔白滑或白腻，脉弦紧。

方药：小青龙汤加减。桂枝、芍药各10克，五味子、甘草、麻黄、干姜各6克，细辛3克，半夏9克。痰多黏稠，胸满气逆，苔浊，配白芥子、莱菔子豁痰降气；饮邪壅实，咳逆喘急，胸痛，烦闷，可用甘遂、大戟以治之。

（2）虚证（多见于缓解期及慢性迁延期）

①肺脾气虚

证候：喘促短气，言语无力，咳声低弱，咳痰稀薄，自汗畏风，面色苍白，气少倦怠，食后脘胀，便溏或食后即便，苔薄白或薄白腻，舌边有齿痕，脉细弱。

方药：玉屏风散合六君子汤化裁。生黄芪15克，防风、白术、党参、陈皮、茯苓、半夏各10克，桔梗6克，甘草5克；若咳痰稀薄，时觉形寒，为肺虚有寒，可加干姜温中。大便溏可合参苓白术散之意；若进食即便并有气坠为中气下陷，可加用补中益气汤加减以升提下陷之气。

②肺肾阴虚

证候：喘促气短，动则加重，口咽发干，潮热盗汗，痰黏量少不易咳出，面赤心烦，手足心热，腰酸耳鸣，舌红苔薄黄，脉细速。

方药：生脉散合六味地黄丸加减。党参、山萸肉、百合、天门冬、麦冬、陈皮各10克，五味子6克，生地12克，磁石20克（先下）。偏肺阴不足，口咽干燥，面赤心烦，可加百合、南北沙参、玉竹等养阴清肺；偏肾阴虚，手足心热，潮热盗汗可加生龙牡以敛汗，退虚热。

③脾肾阳虚

证候：喘促日久，呼多吸少，动则喘甚，气不得续，汗出肢冷，面浮胫肿，痰多清稀，面青唇紫，腰酸神怯，面色白或黧黑，夜尿频多，舌胖淡，脉沉细无力或弦大无根。

方药：金匮肾气丸合参蛤散加减。附片9克，桂枝6克，生地、山萸肉、丹皮、泽泻各10克，茯苓、党参各12克。

4. 护理与调养

（1）老年慢性支气管炎的辨证施护

痰湿阻肺型

①室温宜温暖，空气清新，阳光充足，干燥通风。

②饮食宜清淡易消化，可多食赤小豆、白扁豆、薏苡仁、山药等健脾利湿化痰之品，忌糯米、甜食、肥腻、辛辣、过咸食品，以绝生痰之源。可经常以莱菔汁或陈皮水代茶饮用，有利于疾病的康复。

③痰多者，可用陈皮、半夏、茯苓、鱼腥草药水煎好后，做雾化吸入，以利于化痰止咳。用时要经常让患者变换体位，并经常轻拍背部，以便痰液排出。

痰热壅肺型

①保持室内空气新鲜、湿润、通风、凉爽。

②注意饮食宜清淡，可多食紫菜、竹笋、丝瓜、冬瓜等清热化痰之品，多饮水或果汁如梨汁、苹果汁、荸荠汁等。

③痰多黏稠者，可给予蛇胆川贝液（10毫升 / 支），或蛇胆陈皮末 1 管用鲜竹沥水调服，或用金银花、桔梗、远志各 30 克煎剂做蒸气或雾化吸入。

④咽痛者可用健民咽喉片或西瓜霜片含服。

⑤加强口腔护理，保持口腔清洁，每次进食后、咳痰后都要用清水或银花甘草水漱口。

寒饮内伏型

①保持室内空气清新，阳光充足，室温宜偏暖，注意保暖，特别是背部保暖，避免寒冷刺激。

②饮食宜清淡，忌食生冷、油腻、咸凉之品，可用麻黄、五味子、甘草等量煎汤代茶饮，或饮姜糖水，或陈皮、生姜泡水服。

③咳嗽痰多者，可给服半夏粉1.5克，或橘贝半夏曲1.5克，温水调服。

肺肾气虚型

①居室要经常换气通风，保持室内空气新鲜，阳光宜充足，保证室内温暖，避寒保暖。

②饮食宜清淡而易消化，可食用温性补养之品，如牛肉汤、羊肉汤、黑芝麻、甲鱼等补肺益肾之品，禁食生冷、肥甘油腻之品。

③注意卧床休息，可采用半卧位或高枕卧位。

④咳嗽咳痰者，可口服蛇胆陈皮末以止咳化痰。

（2）日常饮食。宜适当多食萝卜、冬瓜、梨、枇杷、西瓜、菠菜、油菜等新鲜蔬菜、水果，保持大便通畅。梨和枇杷可清热化痰，润肺止咳，有一定药疗作用。萝卜、菠菜、油菜等可促进胃肠蠕动，有助消化的功效。若大便通畅，肺热不生，则咳嗽、咳痰症状得以缓解。慎食辛辣之品，如辣椒、葱、蒜等，以防辛辣生火；慎食发物，如虾、蟹等，尤其是慢性支气管炎急性发作期，慎饮酒及食用刺激性食物。

老年慢性支气管炎的预防措施有哪些?

1. 预防急性发作

（1）一般方法：戒烟，预防感冒，避免接触有害气体，增强体质，注意治疗鼻炎、鼻窦炎等疾病。

（2）免疫疗法：注射疫苗以预防发病。

①气管炎疫苗。每周皮下注射1次，剂量从0.1毫升开始，每次递增0.1~0.2毫升，达到0.5~1.0毫升为维持量，有效时应坚持使用1~2年，遇有哮喘发作应暂停注射。

②核酪。每周2次，每次2~4毫升，肌内或皮下注射，连用2~3个月。

③丙种球蛋白。肌内注射，每次1支，每半个月1次，连用2~3个月。

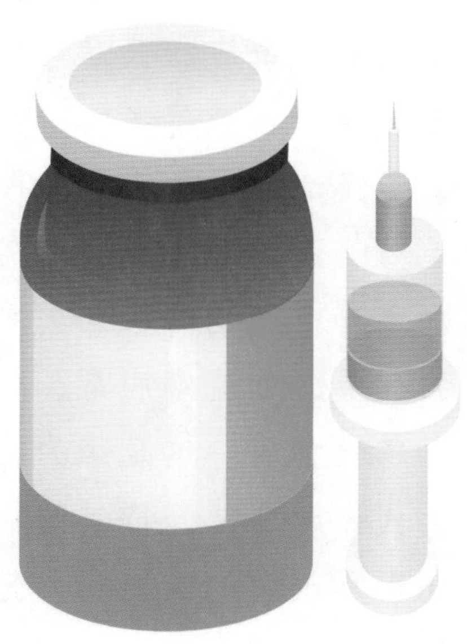

④卡介苗素注射液。每周肌内注射3次，每次1毫升，可连用3个月。

还可试用一些中药免疫调节剂，如百令胶囊2~4粒，每日3次；刺五加黄芪片4片，每日3次等。

2. 一般预防

（1）避免寒冷刺激。调查表明，平均气温、气温日相差、气温日变差等气象指标与慢性支气管炎的发生和加重有密切关系，尤其是寒冷的刺激对本病影响最大。我国北方气候寒冷，发病率明显高于南方。而临床实践也表明，慢性支气管炎的发作多在寒冷的冬季，春暖花开后缓解，夏天很少发病。由于气温骤降时可使呼吸道防御功能降低，同时也可使黏膜上的纤毛变短、粘连、倒伏、脱落，纤毛运动功能障碍，净化清扫作用减低，有利于病毒、细菌的停留、入侵与繁殖，从而加重了病情。因此，老年慢性支气管炎患者应该随时注意观察天气的变化，做好生活调护，避免寒冷的刺激，防止疾病复发。

（2）戒烟。国内外充足的证据说明，吸烟是引起慢性支气管炎最为重要的因素。因此，有吸烟习惯的老年患者应充分认识到吸烟的危害性，尽早戒烟，以减缓本病的过程。不吸烟者也应积极劝导周围的亲戚、朋友戒烟，避免被动吸烟。因为越来越多的研究证明，香烟烟雾对被动吸烟者的危害与吸烟者本身的危害程度一样大。

（3）预防感冒。事实说明，感冒与慢性支气管炎的发病、加重和复发均有密切关系。实验研究也证明，凡能引起感冒的病毒，如流感病毒、鼻病毒等都可引起慢性支气管炎复发和急性加重。这是因为病毒感染能使呼吸道黏膜上皮细胞发生代谢改变，降低其防御功能，从而引起细菌的继发感染。病毒和细菌的重复感染是造成慢性支气管炎的病理演变和病情加重的基本原因。因此，老年慢性支气管炎患者一定要做好生活调护，天气变化时注意增减衣服，感冒流行期间，减少外出，尽量避免感冒，否则会引起病情急性发作，加快并发症的出现。

（4）保持大便通畅。中医认为，肺为脏属阴，大肠为腑属阳，肺与大肠通过手太阴经与手太阳经而相互络属，两者在生理功能上密切配合，构成一组脏腑阴阳表里关系。所以肺与大肠在生理功能上密切相关，在病理上相互影响。这主要表现在两个方面。

①传导方面：在生理上大肠接受小肠下移的食物残渣，再吸收多余的水分，形成粪便而由肛门排出。若出现病理变化，如大肠传导失司等，则会出现大便干燥，排出困难而形成便秘，这时可导致大肠实热，上熏于肺，肺失清肃而上逆出现咳喘、胸闷等呼吸症状，从而加重慢性支气管炎。

②呼吸方面：由于肺与大肠经络相连，气化相通，所以肺的呼吸功能也受大肠传导功能的影响。即大肠的传导通畅，排便正常，是保证肺气清肃，呼吸匀调的重要条件。如果出现病理情况如大肠热结、排便不畅时，那么则导致肺气不降，出现呼吸急迫、咳嗽气喘等症状，进而加重慢性支气管炎患者的病情。

综合上述两点说明保持大便通畅对慢性支气管炎患者来说是非常重要的。专家们指出，大肠实热，排便困难则腑气不通，影响肺之肃降，产生类似呼吸系统的病变如胸闷、咳喘等症状，从而提出了“肺病治肠”“肺肠并治”之理论。因而保持大便通畅对预防慢性支气管炎也十分重要。

防治便秘的单方、验方

①番泻叶3~6克，开水冲服，用于体质较壮的有实证的患者。

②莱菔子30克，文火炒黄，开水送服，可连用3日。

③炒决明子10~15克，蜂蜜20~30克。先将决明子捣碎，水煎10~15分钟，冲蜂蜜水搅拌匀，每晚服1剂，或早、晚

空腹分服，或代茶饮。

④黑芝麻 30 克，捣碎用蜂蜜调食，每日 1~2 次，用于肠内燥结的便秘。

⑤黑芝麻 30 克，核桃仁 2~3 枚，桃仁 6~9 克，捣碎服用，每次 10~20 克，对肾虚的便秘效果尤佳。

老年肺气肿

老年肺气肿的发病因素与临床表现有哪些?

关于引起本病的原因至今尚无统一认识。有的医学专家认为，患该病是肺组织存在先天缺陷，特别是人到老年，由于肺功能下降，较易导致肺组织弹性回缩力丧失，就容易患肺气肿。

近些年的医学研究认为，老年人患肺气肿是肺组织在多种致病因素的影响下，使肺细支气管阻塞及末梢气道阻力增加，从而使肺泡过度充气，成为肺气肿病。

在诊治该病中已证明，多数老年肺气肿患者，均有长期吸烟史和患慢性支气管炎及哮喘的病史。可见肺气肿的发病，与长期吸烟和患支气管炎及哮喘的关系较为密切。慢性支气管炎引起的慢性阻塞性肺气肿是临床上最常见的也是最重要的一种肺气肿。大气污染、呼吸道病毒与细菌感染、遗传因素等与肺气肿的产生亦有一定关系。当人的气管内存在肿瘤、异物或患其他病变时，有时也会引起肺气肿。

老年肺气肿的临床症状轻重不一，主要视肺气肿的类型和程度而定。早期肺气肿可无症状，或只有在劳动时才感到气急，随着病情的发展，逐渐感到难以胜任原来的工作，气急（气短）的程度不断加重，轻微活动乃至完全休息时仍感气急，常诉乏力、上腹部胀满、食欲减退、体重减轻，可有慢性咳嗽，并出现渐进性的呼吸困难。气短程度有助于估计病情的轻重，医学上常将其分为4度。

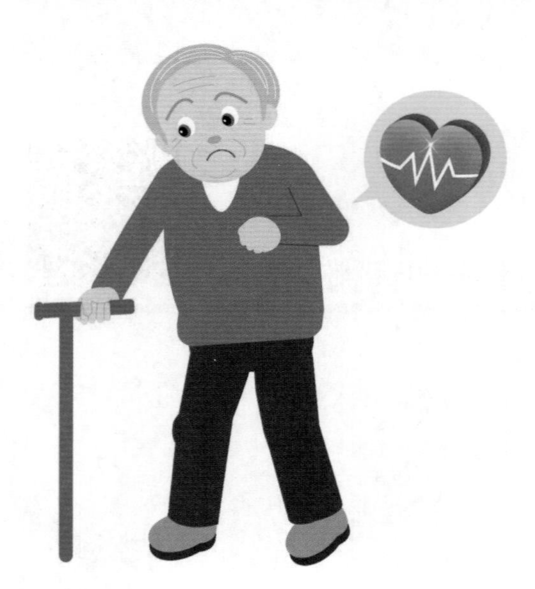

1度是在平地行走无气短，但上坡、登楼梯即出现气短；2度是以缓慢的速度步行3千米无气短，但速度加快后，即出现气短；3度是在平地上走100米或数分钟后即出现气短；4度为说话也感到气短。

肺气肿可分为五期。

第一期是无症状期。无自觉症状，体格检查、胸部X线片和肺通气功能测定均无异常发现。仅在病理检查时发现有肺气肿，属亚临床阶段。

第二期是通气障碍期。有发作性或持续性呼吸困难、慢性咳嗽、疲乏无力，体格检查和胸部X线检查有肺气肿表现，肺功能测定显示肺通气障碍、残气量增加。

第三期是低氧血症期。除上述症状外，还出现食欲不振、体重减轻、虚弱、发绀，休息或运动时血氧分压降低。

第四期是二氧化碳潴留期。出现嗜睡、意识障碍，血二氧化碳分压升高。

第五期是肺源性心脏病期。分为代偿期和失代偿期，后期可出现尿少、双下肢水肿及心率加快等心力衰竭症状。

老年肺气肿的治疗措施有哪些?

1.呼吸训练疗法

（1）腹式呼吸训练。患者思想放松，取安静、舒适体位。练习从呼气开始，初练者可先用诱导呼吸法，即手按上腹部，呼气时上腹部慢慢下陷并用手轻轻加压；吸气时上腹部对抗手的压力徐徐隆起。

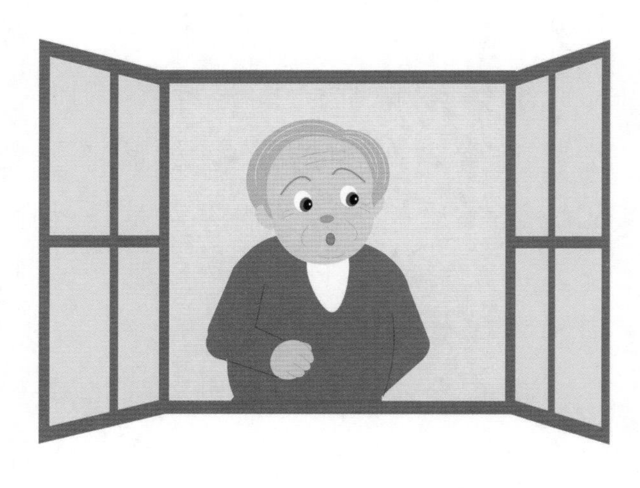

呼气，经口呼出，口形缩成吹笛状，将气体通过缩小的口慢慢吹出。

吸气，经鼻吸入，空气经过鼻腔内曲折的鼻道黏膜的吸附和鼻毛的过滤，以减少低温和灰尘对气道刺激。要有意识地细呼、深吸。为使支气管保持通畅，改善通气功能，呼气时不可用力，以防气道过早闭塞。

腹式呼吸的特点是深长、缓慢，以增加肺泡通气量，有利于气体的交换。锻炼时也可采取立位，上体稍前屈，以减小腹肌的张力，有利于腹部的鼓瘪。

（2）吹笛样呼吸训练。患者先闭嘴用鼻缓慢吸气数秒钟，然后将嘴唇缩拢如吹口哨样缓慢持续呼气4~6秒，同时收缩腹部。本呼吸操可使活动期间和活动后的呼吸加快及气促症状明显改善，同时增加患者的潮气量、血氧分压和氧饱和度，减少每分钟通气量、呼吸频率及二氧化碳分压。其机制与增加呼气时气道内压力，避免呼气时气道闭陷有关。

（3）呼吸肌的锻炼。呼吸肌的功能异常是肺气肿发展和加重的一个重要原因。近年来，随着对呼吸肌疲劳研究的进展，呼吸肌疲劳的治疗引起重视。其中较为有效的方法是体外膈肌起搏治疗和呼吸肌的休息治疗。

①体外膈肌起搏治疗：膈肌是人体主要呼吸肌，在维持正常通气和肺功能方面起着主要作用，担负着人体60%~75%通气，其功能障碍是慢性阻塞性肺疾病患者基本病变之一。膈肌属于人体骨骼肌，其肌力储备变化较大，通过锻炼可恢复和提高其功能，并进而改善肺功能，缓解临床症状，提高生活能力。体外膈肌起搏治疗是根据肺气肿患者膈肌病理生理情况而设计的。体外膈肌起搏治疗1个疗程（共20日，每日1小时），能明显改善患者的潮气量、最大通气量、第一秒用力呼气量占用力肺活量的百分比、残气量占肺

总量的百分比等指标，疗程后 1 个月其病理生理指标较体外膈肌起搏治疗前明显改善。任何程度的肺气肿患者均适合体外膈肌起搏治疗。

②呼吸肌休息治疗：呼吸肌休息对呼吸疲劳的恢复有益。呼吸肌休息治疗包括减轻通气肌能量消耗的治疗，如药物治疗（支气管舒张剂）、呼吸道治疗（祛痰和体位引流）和体外辅助呼吸治疗。体外辅助呼吸治疗有两种：即负压通气（肺泡压低于大气压）和正压通气（肺泡压高于大气压）。前者从早期使用的“铁肺”发展到今天的肺外型呼吸器。其原理是通过一密封箱内的周期性压力变化，当压力低于大气压时，胸廓扩张，肺泡压低于大气压。而呼气反之，肺被动回缩或箱内加压产生呼气。该呼吸器使呼吸肌活动明显减少而处于休息状态。而正压通气使用胸内型呼吸器，分控制通气和辅助通气，后者触发同步时，吸气达一定负压，呼吸器才能送气，吸气肌负担呼吸能量的 33% ~50%。而控制通气则无需用力呼吸。据报道，使用辅助呼吸治疗（每周 8 小时，3 个月为 1 个疗程），患者用力呼气量、用力肺活量、最大通气量、最大吸气压、最大呼气压、二氧化碳分压均明显改善，认为该治疗有助于改善呼吸肌强度和耐力。值得推荐的是近年应用的经鼻正压无创通气行呼吸肌休息治疗。该方法易于管理，也可家庭应用，每天通气 4 小时左右，持续 1~3 个月，多数患者血二氧化碳分压、血氧分压、血氧饱和度明显改善。

2. 氧疗法。老年肺气肿患者急性感染病情加重，出现严重缺氧时，氧疗为重要治疗方法。通常以鼻导管给氧、面罩或通过机械通气给氧。氧疗应从低剂量开始，鼻导管氧流量为每分钟 1~2 升，对严重低氧血症，二氧化碳潴留不很严重者，可逐渐加大氧浓度。氧疗的目的是使血氧饱和度休息时上升到≥ 90％或血氧分压≥ 8.0 千帕（60mmHg），运动后血氧分压达 6.6 千帕（50mmHg），血氧饱和度≥ 80％即可。对老年肺气肿患者有低氧血症者，建议长期家庭氧疗，以纠正缺氧和防止因缺氧引起的心、肺及全身脏器功能的进一步损害，并可减少长期住院带来的不便和负担。吸氧持续时间不应少于每日 15 小时，包括睡眠时间。

另一种方法为经气管给氧，方法为通过第二、第三级气管软骨之间插入一根 16 号导管。由于氧的输送越过上呼吸道的解剖腔直接进入气管、支气管，氧流量每分钟 0.25~1.5 升，仍能有效，可降低氧使用量，并避免长期经鼻导管给氧造成对鼻腔的刺激甚至糜烂，有一定推广价值。此外，家庭无创伤性通气治疗也可开展，可在家庭对早期呼吸衰竭的患者使用。患者可照常谈话，保持呼吸道湿化，操作简便，患者和家属能掌握，通常用经面（鼻）罩进行。

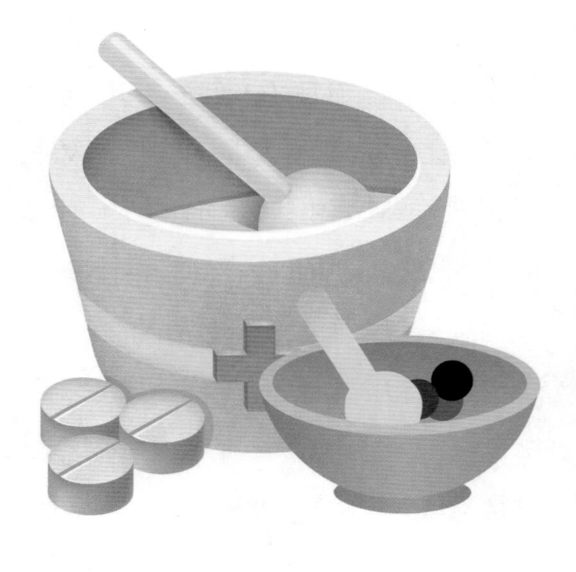

3. 中药治疗。在长期的医疗实践中，中医药对老年肺气

肿患者的调治积累了丰富的经验。

（1）单方、验方

①肺复康汤：桃仁、红花、川芎、杏仁各50克，当归、赤芍、麻黄、车前子各75克，百部60克，加水共煎2次，浓缩成500毫升，每日服150毫升，分早、中、晚饭后各服1次，连服2个月为1个疗程。适用于痰瘀阻肺型患者。

②补肾健脾清肺平喘汤：桔梗、川贝、枳壳、五味子、麻黄、白果、天冬各10克，茯苓、沙参、生地各15克，山萸肉8克，冬虫夏草6克，葶苈子30克，蛤蚧粉4克（冲服）。每日1剂，水煎服。适用于痰湿壅肺、脾肾两虚的患者。

③参蛤虫草散：人参（偏阴虚者用西洋参或白干参，阳虚者用小红参或参须）10克，蛤蚧尾1对，冬虫夏草10克，按比例配方，烘干研末装胶囊，每次0.5~1.5克，每日2~3次。1个月为1个疗程。适用于肺肾气虚、邪去正衰的患者。

④肺气肿方：红参、清半夏、冬虫夏草各9克，麦冬、核桃肉各12克，五味子、厚朴各4.5克，炙甘草、炒苏子各3克，杏仁、桂枝各6克，生姜2片，如无冬虫夏草可以地龙代之。水煎服，每日2~3次。适用于肾阳虚衰，痰饮阻肺者。

⑤肺肾葆丸：红参、白术、黄芪、紫河车、熟地黄、炙蜂房等按规定工艺水泛为丸如芥子大，每次5~6克，每日3次，温开水送服，1个月为1个疗程。适用于虚寒型肺气肿。

（2）中成药

①苏子降气丸：每次3~6克，每日2次。具有降气化痰、温肾纳气、镇咳平喘的功效，用于治痰湿壅盛、喘

咳短气、不能平卧、胸膈痞塞、咽喉不利等。

②清气化痰丸：每次6~9克，每日2次。具有清热、理气、化痰的功效，用于治痰热壅肺、胸脘满闷。

③补中益气丸：每次1丸，每日2~3次。有补中益气、升阳举陷、健脾养胃之功效，用于脾胃虚弱、中气下陷者。

④河车大造丸：每次1丸，每日2次。具有滋阴清热、补肾益脾之功效，用于肺肾阴虚者。

⑤蛤蚧定喘丸：每次1丸，每日2次。具有滋阴润肺、止咳定喘之功效，适用于虚劳久咳、气喘发热、胸满郁闷。

⑥当归浸膏片：每次4~6片，每月3次。具有活血补血、调经之功效，对肺气肿有一定疗效。

（3）其他疗法

①针灸疗法：肺肾两虚取太渊、太溪穴（补法）；膻中、孔最穴（泻法）；尺泽、合谷、三阴交、足三里穴（平补平泻法）。适用于阻塞性肺气肿。

②穴位注射疗法：主穴取肺俞、定喘；配穴取肾俞、丰隆、曲池。脾虚甚者加脾俞，喘甚加天突、肾俞，气血两虚者加足三里，每周2次，5~7次为1个疗程，每次取2穴，每穴注射核酪2毫升。可以调理气血、扶正培元。

③耳穴贴压疗法：以王不留行籽贴压耳穴，选肺、肾、心、气管、平喘、皮质下。3日更换1次，两侧耳穴交替使用，7次为1个疗程，经耳穴贴压王不留行籽配合西药抗炎治疗，对肺气肿患者红细胞压积、血浆黏度、全血黏度在

治疗后有明显降低，与单纯西药治疗的对照比较，有显著差异。

4.康复调养

（1）家庭氧疗。在家庭长期吸氧，每日12~16小时，氧流量每分钟1~2升，维持血氧分压在8千帕（60mmHg）以上即可（至少也应在体力活动前和睡眠时吸氧）。这样可以明显提高劳动能力和生活质量，延长寿命。在家里氧疗，一定要注意安全，防火。卸下氧气表时，一定要先将钢瓶阀门关紧，安装氧气流量表时，必须将螺母拧紧后再开钢瓶阀门。鼻导管要经常更换、消毒。

（2）排痰。痰液以排出顺利为佳，痰多不易咳出时，可服一些止咳化痰药，还可试行体位引流，多饮水，采取有效咳嗽方式（如坐在床边，双手扶桌上或床边咳嗽），吸入支气管扩张剂等。

（3）营养支持。肺气肿患者，特别是老年朋友大多会有不同程度的营养不良，反过来又使肌力受损，抵抗力下降，极易造成继发感染的发生。因此，应按具体情况给予合理的营养是必要的。根据体格和活动量的不同，一般热能每日1800~2400千卡，坚持工作和活动量大者还可酌情增加一些。蛋白质占15%~18%，脂肪占22%~25%，糖类占55%~58%（过高的糖类会增加二氧化碳的生成和呼吸的氧耗）。此外，还应补充纤维素和足够的水分等。

（4）加强体育锻炼。按体力情况练太极拳、八段锦、散步等。平时骑自行车者以车代步，可较远行而省力。锻炼应量力而行，循序渐进，病情较重的老年患者可先在床上进行肌肉松弛锻炼。

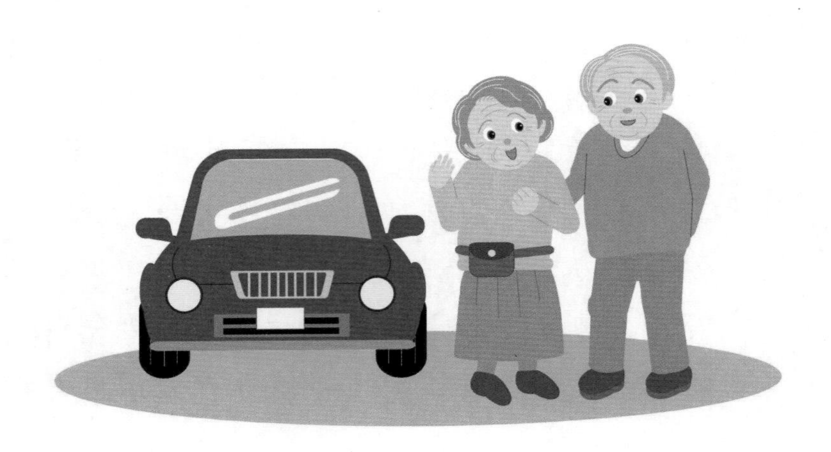

（5）生活方式丰富多彩。尽可能锻炼，以防长期卧床肌肉萎缩。睡前不宜做体操，床边应放弱光台灯、药物、水杯、卫生纸等。可放轻音乐，室内冷暖适宜，湿度保持在40%左右。被褥轻软，衣服要宽松合体，毛衣要开胸式，纽扣要大，拉链或粘接式者更省力。淋浴可坐在椅子上，浴盆要低矮，方便出入，时间不宜过长，以防晕厥。培养1~2种爱好，如下棋、打牌等既可娱乐，又可与人交往，避免孤独感。也可做一些省力的手工生产，增加一点经济收入。按照医生的建议，储备一些常用药品，了解其性能、用法以及不良反应等。一旦有痰量增加或咳嗽性质发生变化，应及早用药或去看医生。

（6）坚持做呼吸操。呼吸操是以横膈肌为主的呼吸肌训练，常用腹式呼吸锻炼，又称膈式呼吸锻炼，关键在于协调膈肌和腹肌在呼吸运动中的活动。膈肌是主要呼吸肌，正常情况下，呼吸肌活动以膈肌活动为主。但严重的老年肺气肿患者，膈肌受过度膨胀的肺的挤压而下降，膈面变平坦，活动度减弱，膈肌收缩的频率降低，严重者膈肌无力，出现矛盾性呼吸运动。这些患者的呼吸运动被迫由肋间肌和辅助呼吸肌（斜角肌、胸锁乳突肌等）来负担，即变成胸式呼吸。因为胸廓的扩张变小，辅助呼吸肌容易疲劳，故胸式呼吸的效果比腹式呼吸要差。膈式呼吸锻炼的目的是增加膈肌的收缩力和收缩效率，变患者的胸式呼吸为腹式呼吸。将胸式呼吸改变为腹式呼吸，是应用于改善呼吸力学的所有生理学方法中简单而最有价值的方法。膈式呼吸锻炼在呼气时，腹肌收缩帮助膈肌松弛，随腹内压增加而上抬，增加呼气潮气量；吸气时，膈肌收缩下降，腹肌松弛休息。因此，满意的膈式呼吸可增加潮气量，减少功能残气量；提高肺泡通气，降低呼吸功耗，改善换气功能。膈式呼吸锻炼的方法步骤如下：

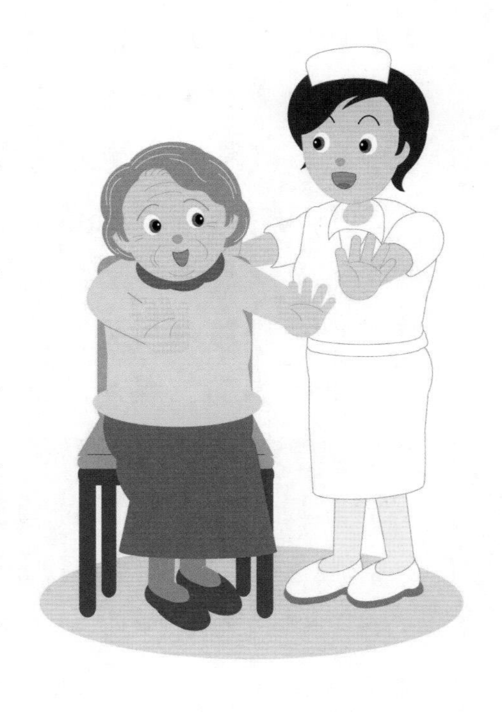

①如果患者气道痉挛，在锻炼开始之前应先吸入支气管舒张剂；如果气道内分泌物过多，应先予以体位引流或（和）有效咳嗽；如果患者长期氧疗，锻炼时应继续给氧。

②锻炼可取卧位、半卧位或立位。初学时，以半卧位为佳。

如果取卧位或半卧位，两膝下可垫小枕，使下肢半屈，便于腹肌放松。

③将左右手分别按放在上腹部和前胸部，以便观察锻炼时胸腹的呼吸运动情况。放松胸壁和辅助呼吸肌。

④患者采取较慢而深的呼吸，经鼻缓慢吸气，经缩唇的口慢呼气，吸气时有意尽力应用膈肌，达到上腹部最大隆起。

⑤呼气时应用腹肌收缩推动膈肌上移，以帮助排气和膈肌休息。如果腹肌无力，也可在下腹放置2~3千克重量可包裹腹带以帮助腹肌用力。

⑥呼吸期间，保持胸廓最小活动幅度或不动。锻炼患者通过手感，了解胸腹活动是否符合要求，注意纠正。

⑦掌握半卧位或卧位的膈式呼吸方法以后，可应用于坐位、前倾位或立位时的膈肌呼吸。

开始锻炼膈式呼吸时，每日训练2次，每次10~15分钟，掌握方法后增加锻炼次数和时间，以力求成为患者的呼吸习惯形式，一般说来，大多数患者经示范和指导均能学会膈式呼吸。只有少部分患者难以掌握。这时应分析原因，耐心地指导并给予鼓励。

膈式呼吸通常与缩唇呼吸、前倾体位等联合应用，以获得呼吸困难的最大改善。以上的锻炼步骤实际上已经体现了各种控制性呼吸方式的联合应用。

大多数坚持膈式呼吸的患者，都可以取得较好的效果，呼吸困难和疲劳的症状缓解，运动耐力提高，自觉呼吸功能改善。尤其是肺气肿严重，膈肌低平和有明显的呼气膈肌矛盾症的患者，从膈式呼吸锻炼和综合训练措施中获益更多，症状的改善也更明显。

老年肺气肿的预防措施有哪些?

肺气肿是因年老体衰，患呼吸道疾病与长期吸烟而致病，据此，可从以下方面做起。

1. 注意锻炼身体。从年轻时期开始，就要注意体育运动，增强呼吸道的抗感染能力。

2. 积极治疗原发病。患慢性支气管炎、支气管哮喘、支气管扩张和尘肺病者，要早期发现，给予抗感染等治疗。

3. 少饮酒。酒中的乙醇，对气管和肺泡不利，应尽量少饮。

4. 其他预防。在气温变化大的季节，要注意保暖，谨防冷空气刺激气管。要注意环境空气的清洁。在饮食方面，应常吃萝卜、梨，少吃过于油腻的食物。不吃或少吃黄鱼、带鱼、黑鱼、虾、蟹之类腥膻食物。因这类食物易在肺内生痰，增加肺的通气负担，使病情加重。要慎用氯丙嗪、三环类抗抑郁药、组织胺、阿司匹林、吗啡类药物以防排痰困难。

5. 预防感冒。感冒是由病毒感染引起的。一年四季都可以患感冒，尤其是气候变化较大的冬春季节，发病较多。预防在于增强体质，提高免疫力，能随时抵御感冒的侵袭。平时要注意经常锻炼身体，从夏秋季节就开始注意增强耐寒力，如用冷水洗脸或擦一擦身子，坚持户外运动等。此外，冬春季节应根据气候变化及时增减衣服。感冒通常经空气飞沫传播。因此，患感冒的人外出或接近别人应戴口罩，以免传染别人。平时在身体受凉、淋雨后服些生姜红糖汤，往往能起到预防或减轻症状的作用。

6. 戒烟。近年来世界各国科学家做了大量的社会调查和科学实验，证明吸烟有以下危害。

（1）吸烟能诱发和加重多种疾病。

（2）致癌。吸烟的烟雾含有多种有害物质，大体可分为三个方面：烟焦油、烟碱（尼古丁）和一氧化碳。一氧化碳虽然含量很少，但易造成缺血性心血管疾病，致死的重要因素。尼古丁是毒性很强的化学物质，能刺激黏膜，并被黏膜吸收，对人体健康有多方面的危害性。烟焦油里含有几百种对人类有害的化学物质，其中有很多是致癌物质，如3，4－苯并芘等，其致癌性是肯定的。另外，烟雾还有很强的刺激性，能对呼吸道黏膜造成损害。

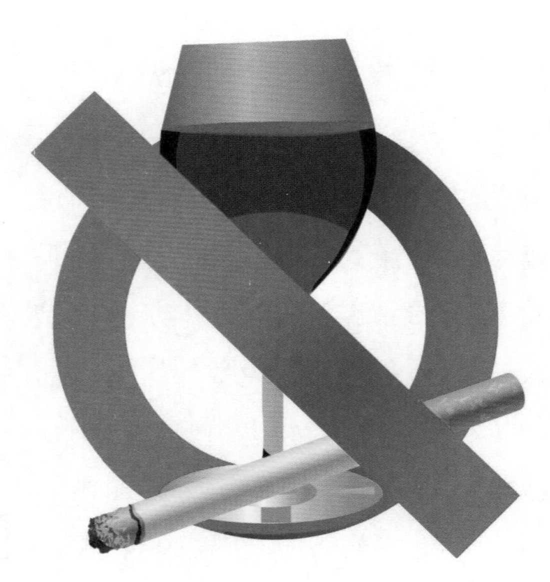

（3）气管黏膜充血发炎。烟雾里的烟尘微粒比普通空气里的微粒多5万倍，里面还含有大量纤毛毒和能够将黏膜凝固的物质，可使呼吸道黏膜上的纤毛和黏膜失去其应有的保护作用。另外，单就干热的烟雾本身的物理刺激来说，它长期地作用于鼻、咽、喉、气管、支气管，就足以造成这些黏膜的充血、分泌物增加和引起咳嗽，何况烟雾中还夹杂着许多刺激物。长期吸烟这一持续性的慢性刺激，容易使人患气管炎；而多次反复后，又可引起慢性支气管炎，进而发展为肺气肿。对已经患有肺气肿的病人无疑将会加重病情。最后发生肺心病，严重损害健康。

高血压

高血压是老年常见疾病之一。老年性高血压是指年龄大于65岁，血压值持续或非同日3次以上超过标准血压诊断标准，即收缩压≥140mmHg（18.6kPa）和（或）舒张压≥90mmHg（12kPa）者。

老年高血压的发病因素与临床表现有哪些？

老年高血压发病机制目前尚未完全阐明。普遍认为，随着年龄的增大，主动脉壁内膜和中层变厚，中层弹力纤维断裂和减少，胶原、脂质和钙盐的沉积，未分化的血管平滑肌细胞（VSMC）移行穿过弹力层进行增殖，结缔组织生成增加，这些结构变化可导致动脉管腔变窄，硬度增加，大动脉弹性减低和自身顺应性降低，弹性扩张能力下降，血管压力得不到缓冲而明显升高。而在单纯性收缩压升高（ISH）的老年患者中由于主动脉弹性回缩降低又进一步造成舒张压下降，从而形成了ISH。除了主动脉结构的改变（大血管）外、内皮细胞功能紊乱、神经体液因子的变化，血流动力学的改变，环境和遗传因素等综合作用在老年高血压的发生发展中起了重要的作用。

老年高血压患者中有半数以上是单纯性收缩期高血压（ISH），是以收缩压增高和脉压增大为特点的一种特殊类型高血压，具有较高的致死、致残率。其临床表现有以下方面。

1. 单纯收缩期高血压多见。老年人由于动脉硬化，动脉壁的弹性和伸展性降低，收缩期的弹性膨胀和舒张期的弹性回缩幅度减弱，缓冲能力降低，导致收缩压升高，舒张压降低，脉压增大。所以老年人常常是单纯收缩期高血压。

2. 血压波动大，血压昼夜波动的节律异常，对心脑肾等靶器官的损害大；易受环境改变的影响而产生应激反应使诊室血压大大高于自测血压；易发生晨峰血压增高，即起床后2小时内的收缩压平均值一夜间睡眠时的收缩压最低值（包括最低值在内1小时的平均值），大于等于35mmHg为晨峰血压增高。建议测量24小时动态血压，以便明确血压波动情况，调整用药方案；提倡家庭自测血压。

3. 易发生体位性低血压和餐后低血压。

4. 老年人味觉灵敏度下降，往往吃菜很咸。而肾脏对水盐调节能力下降，血压对盐更敏感。摄入盐过多会使血压升高，降压药疗效降低，血压难以控制。

5. 常合并其他心血管危险因素，更容易发生靶器官损害和心血管疾病；因多种疾病并存而用药种数多，易发生药物之间的相互作用，易致药物不良反应。

老年高血压的治疗措施有哪些?

高血压的治疗目的，除了降压外，更重要的还在于延缓或降低动脉粥样硬化、减少靶器官的损害。老年高血压的治疗要以平稳、安全为重，从小剂量开始，注意目标血压值不要太低，防止重要脏器供血不足。老年高血压患者，降压标准可放宽至150/90mmHg以下，如能耐受，可降至140/90mmHg以下。降压速度要慢，防止体位性低血压，用药前后测量坐立位血压。2013年欧洲高血压指南推荐降压目标：年龄低于80岁的老年人，收缩压控制在140~150mmHg，如患者一般情况好，能耐受，收缩压可进一步降低到140mmHg以下；年龄大于80岁，如果一般情况和精神状态较好，收缩压可控制在140~150mmHg。

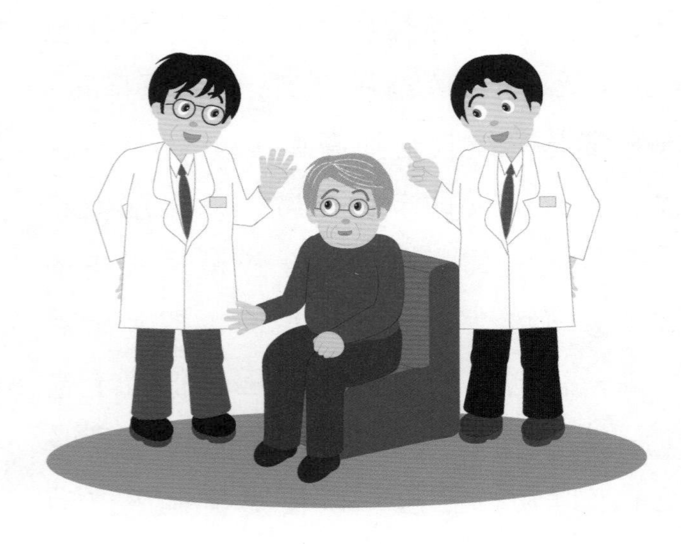

对于虚弱的老年人，是否需降压治疗由临床医生根据其

对治疗效果的监测来决定。

对于所有老年人，舒张压控制小于90mmHg，如有糖尿病，进一步降至85mmHg以下。对老年人来说，舒张压在80~85mmHg之间较安全且能被病人耐受。

1.药物治疗。各种降压药应根据不同情况选用。老年ISH多用利尿剂或长效fcbs（钙通道阻制剂），伴心力衰竭及肾病（如糖尿病肾病）者宜用ACEI（血管紧张素转换酶抑制剂）或ARB（血管紧张素Ⅱ受体拮抗剂），对伴心肌梗死者可用β受体阻滞剂及ACEI。

不同类别的降压药物联合应用能较单用一种药物更大幅度地降低血压，降压幅度大约是单用一种药物时的2倍，即降低8%~15%。对于很多高血压患者来说，单一药物治疗并不能使血压降至理想水平，而单一药物剂量的增加常伴随不良反应的加大，往往使患者难于耐受，此时最佳的选择便是联合用药。

老年人中常有药代动力学的变化，一般情况下，随年龄的增加，体内脂肪量增加，而水分、血浆容量、肌肉总量降低，导致脂溶性药物的分布容积降低。由于肝肾功能常有降低，老年高血压患者的药物代谢和排出率降低。因此，在使用下列药物时应考虑减量，如噻嗪类利尿剂、氨苯蝶啶、维拉帕米、血管紧张素转换酶抑制剂、水溶性β受体阻滞药、可乐定、甲基多巴等。

在降压的速度方面，不宜快速降低血压。即使在需要快速降压的老年人中，开始降压幅度也不宜超过25%。

除了降压治疗外，老年人一般靶器官损害和并发症较多，需注重多重干预，个体化治疗。

2. 膳食调理

（1）控制热能和体重。肥胖是高血压病的危险因素之一，而肥胖的主要原因是热量入超造成的。因此，控制热能摄入，保持理想体重是防治高血压的重要措施之一。

（2）限盐。流行病学调查证明，食盐摄入量与高血压病的发病呈正相关，食盐销售量大的地区高血压病的发病率显著升高。故一般主张，凡有轻度高血压或有高血压病家族史的，其食盐摄入量最好控制在每日 5 克以下，对血压较高或合并心衰者摄盐量应更严格限制，每日用盐量以 1~2 克为宜。

（3）控制膳食脂肪。食物脂肪的热能比应控制在 25% 左右，最高不应超过 30%。脂肪的质量比其数量有更重要的意义。动物性脂肪含饱和脂肪酸高，可升高胆固醇，易导致血栓形成，使高血压脑卒中的发病率增加；而植物性油脂含不饱和脂肪酸较高，能延长血小板凝集时间，抑制血栓形成，降低血压，预防脑卒中。故食用油宜多选食植物油，其他食物也宜选用低饱和脂肪酸、低胆固醇的食物，如蔬菜、水果、全谷食物、鱼、禽、瘦肉及低脂乳等。

（4）多吃一些富含维生素 C 的食物，如蔬菜、水果。新近的研究发现，在老年高血压病患者中，血液中维生素 C 含量最高者，其血压最低。据认为维生素 C 具有保护动脉血管内皮细胞免遭体内有害物质损害的作用。

（5）保证膳食中钙的摄入充足。据研究报告，每日膳食，钙摄入800~1000毫克，可防止血压升高。流行病学调查资料证明，每日平均摄入钙量450~500毫克的人群比摄入钙量1400~1500毫克的人群，患高血压病的危险性高出2倍。有人估计人群日均摄钙量若提高100毫克，可使收缩压平均下降0.33千帕（2.5毫米汞柱），舒张压平均下降0.173千帕（1.3毫米汞柱）。

老年高血压的预防措施有哪些？

1. 穿宽松衣服。老年高血压病人的衣服以柔软宽松为好，最好穿透气性好，既轻松又暖和的纯棉衣物。裤带、领带不可扎得过紧，以免引起血压波动。

2. 饮食上要适当。每日饮食中碳水化合物、蛋白质、矿物质及维生素应限制在200~300克，不吃或少吃甜食。瘦肉、蛋、禽类及豆制品含丰富蛋白质，每日摄入量宜在50~100克，且可以豆腐等植物蛋白为主。蔬菜、水果含有丰富的维生素、矿物质和食物纤维，每日蔬菜摄入总量可在500克左右，可分散在四到五餐中吃完，多吃蔬菜水果还有利于降血脂、利尿、降压，同时也可以防止限制饮食所带来的饥饿感。

3. 低盐限酒。老年高血压患者的饮食注意，要求每日用盐量5~6克，血压高时应限制在3克以内，也可以用酱油替代，每日用量小于10毫升，忌吃咸肉、咸菜、咸蛋等食品，摄盐太多可使体内钠水潴留，引起血压升高更快。老年高血压患者不应贪杯暴饮，过量饮酒，特别是烈性酒可使血压上升，老年人肝脏解毒功能较差，也易引起肝硬变、心肌疾患及胃黏膜萎缩，故不可贪杯。

4. 重视直立性低血压。老年人容易产生直立性低血压，因此老年病人在降压治疗中由平卧改为直立位而出现头晕目眩时，提示有直立性低血压的可能，要高度重视。

5. 运动要适量，睡眠要充足。老年高血压病人应做到起居有时，适当活动，劳逸结合，睡眠充足。有规律的科学的生活方式可以维持血压平稳；劳累过度可使血压升高，病情加重。老年人每天应保证 8~9 小时的充足睡眠。

6. 服药要坚持，切忌自行停药。药物治疗是老年人高血压的主要治疗手段。老年高血压病人应按医嘱坚持服用降压药，使血压逐步控制在正常范围内。在应用降压药物过程中，老年病人坐起、站起时，动作应尽量缓慢。

7. 精神愉快，情绪稳定。不良的情绪可使心跳加快，血压升高，所以，老年高血压病人要保持平静的心态，避免情绪激动及过于紧张。

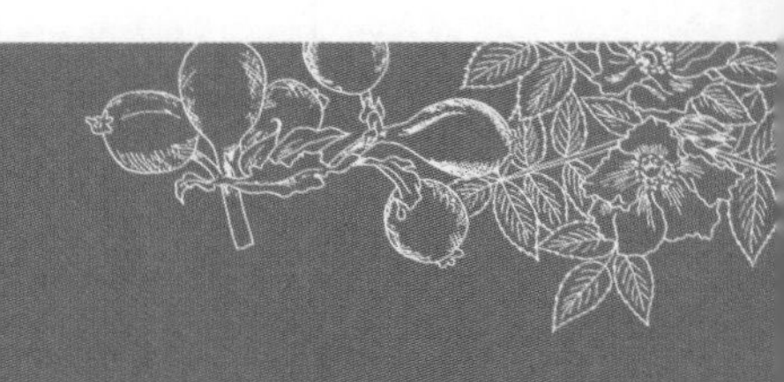

冠心病

老年冠心病的发病因素有哪些?

1. 长期吸烟。吸烟不仅会引发肺肿瘤，吸烟还是重要而且危险的冠心病的病因，也是唯一最可避免的死亡原因，冠心病与吸烟之间存在着明显的关系。

2. 长期喝酒。长期喝酒基本上是导致各疾病发生的罪魁祸首，基本上患上冠心病的患者都有长期喝酒的习惯。

3. 年龄与性别。临床研究统计，40 岁以后不管是男性还是女性患上冠心病的概率有所增高。女性绝经期前发病率低于男性，绝经期后与男性相等。

4. 高脂血症。除上述因素外，脂质代谢紊乱是冠心病的病因之一，胆固醇升高会使患冠心病的概率增加 3%。

5. 肥胖。肥胖会引发多种疾病，不仅会引发糖尿病，心血管病，还是导致冠心病的病因。肥胖症已明确为冠心病的首要危险因素，可增加冠心病死亡率。要预防冠心病的病因就得先治疗肥胖症。

6.饮食不节。指暴饮暴食，饱餐过度，尤其是进食高脂食物无节制，造成脾胃失调。

7.寒冷刺激。因为外界的寒冷刺激，而在先前没有做好保暖工作。长期以往，血脉的正常运行受到阻碍，中医解释为：“寒则凝，温则行”，“寒”“客于脉中”则气不通，“寒”“客于脉外”则脉寒，寒冷可使冠状动脉收缩，从而痉挛造成心肌缺血，然后发生心绞痛。

8.高血压。高血压与冠状动脉粥样硬化的形成和发展关系密切，收缩期血压比舒张期血压更能预测冠心病事件，舒张期血压更能增加冠心病死亡的危险。高血压与心脏病是相连的。

老年冠心病的临床表现有哪些?

1.疲乏。不明原因的疲乏、无力或嗜睡。

2.气短。感到空气不够用或呼吸困难，这种气短有活动时加重，休息时减轻，平卧时加重，坐位时减轻的特点。

3.胸闷、胸痛。中老年人出现不明原因的胸闷、胸痛，心窝部或心腹部不适，要注意冠心病心绞痛除外。一般冠心病引起的胸闷、胸痛在心前区、胸骨后，可向肩、下颌、左手臂及背部放射；疼痛的性质可以是闷痛、压痛及刀割样疼痛，疼痛时往往不敢动，严重时可以伴有出汗；疼痛一般持续数秒钟，舌下含化硝酸甘油往往可以缓解。如疼痛仍不缓解，且持续剧烈，应想到或夹层动脉瘤的可能性。

4. 晕厥。冠心病心律紊乱，心率过快、过慢，传导阻滞，心脏停搏等均可使心排血量减低。由于大脑对缺氧十分敏感，大脑供血不足，轻者感到头昏，重者可出现眩晕甚至晕厥。

5. 咳嗽、咳痰。冠心病心功能不全时，由于肺部充血，可以出现咳嗽、咯痰。痰量一般不多，严重时可有粉红色泡沫痰。

老年冠心病的分型及特征是什么？

1. 心绞痛型。表现为胸骨后的压榨感、闷胀感，伴随明显的焦虑，持续3~5分钟，常发散到左侧臂部、肩部、下颌、咽喉部、背部，也可放射到右臂。有时可累这些部位而不影响胸骨后区。用力、情绪激动、受寒、饱餐等增加心肌耗氧情况下发作的称为劳力性心绞痛，休息和含化硝酸甘油缓解。有时候心绞痛不典型，可表现为气紧、晕厥、虚弱、嗳气，尤其是老年人。根据发作的频率和严重程度分为稳定型和不稳定型心绞痛。稳定型心绞痛指的是发作一月以上的劳力性心绞痛，其发作部位、频率、严重程度、持续时间、诱使发作的劳力大小，能缓解疼痛的硝酸甘油用量基本稳定。不稳定型心绞痛指的是使原来的稳定型心绞痛发作频率、持续时间、严重程度增加，或者新发作的劳力性心绞痛（发生1个月以内），或静息时发作的心绞痛。不稳定性心绞痛是急性心肌梗死的前兆，所以一旦发现应立即到医院就诊。

2.心肌梗死型。梗死发生前一周左右常有前驱症状，如静息和轻微体力活动时发作的心绞痛，伴有明显的不适和疲惫。梗死时表现为持续性剧烈压迫感、闷塞感，甚至刀割样疼痛，位于胸骨后，常波及整个前胸，以左侧为重。部分病人可延左臂尺侧向下放射，引起左侧腕部、手掌和手指麻刺感，部分病人可放射至上肢、肩部、颈部、下颌、以左侧为主。疼痛部位与以前心绞痛部位一致，但持续更久，疼痛更重，休息和含化硝酸甘油不能缓解。有时候表现为上腹部疼痛，容易与腹部疾病混淆。伴有低热，烦躁不安，多汗和冷汗，恶心，呕吐，心悸，头晕，极度乏力，呼吸困难，濒死感，持续30分钟以上，常达数小时。发现这种情况应立即就诊。

3.无症状性心肌缺血型。无症状性心肌缺血型冠心病是指病人有广泛的冠状动脉阻塞却没有感到过心绞痛，甚至有些病人在心肌梗死时也没感到心绞痛。无症状心肌缺血占心肌缺血症的75%，明显比有症状的心肌缺血患者比例高，它可造成心肌可逆或永久性损伤。

老年冠心病的治疗措施有哪些?

1.药物治疗。药物治疗目的是缓解症状，减少心绞痛的发作及心肌梗死；延缓冠状动脉粥样硬化病变的发展，并减少冠心病死亡。规范药物治疗可以有效地降低冠心病患者的死亡率和再缺血事件的发生，并改善患者的临床症状。而对于部分血管病变严重甚至完全阻塞的病人，在药物治疗的基础上，血管再建治疗可进一步降低患者的死亡率。

（1）硝酸酯类药物：心绞痛发作时可以舌下含服硝酸甘油或使用硝酸甘油气雾剂。对于急性心肌梗死及不稳定型心绞痛患者，先静脉给药，病情稳定、症状改善后改为口服或皮肤贴剂，疼痛症状完全消失后可以停药。硝酸酯类药物持续使用可发生耐药性，有效性下降，可间隔8~12小时服药，以减少耐药性。

（2）抗血栓药物：包括抗血小板和抗凝药物。抗血小板药物主要有阿司匹林、氯吡格雷（波立维）、替罗非班等，可以抑制血小板聚集，避免血栓形成而堵塞血管。阿司匹林为首选药物，维持量为每天75~100毫克，所有冠心病患者没有禁忌证应该长期服用。阿司匹林的副作用是对胃肠道的刺激，胃肠道溃疡患者要慎用。冠脉介入治疗术后应坚持每日口服氯吡格雷，通常半年至一年。

抗凝药物包括普通肝素、低分子肝素、比伐卢定等。通常用于不稳定型心绞痛和心肌梗死的急性期，以及介入治疗术中。

（3）纤溶药物：溶血栓药主要有链激酶、尿激酶、组织型纤溶酶原激活剂等，可溶解冠脉闭塞处已形成的血栓，开通血管，恢复血流，用于急性心肌梗死发作时。

（4）β 受体阻滞剂：β 受体阻滞剂既有抗心绞痛作用，又能预防患者心律失常。在无明显禁忌时，β 受体阻滞剂是冠心病的一线用药。剂量应该以将心率降低到目标范围内为准。β 受体阻滞剂禁忌和慎用的情况有哮喘、慢性气管炎及外周血管疾病等。

（5）钙通道阻断剂：可用于稳定型心绞痛的治疗和冠脉痉挛引起的心绞痛。常用药物有维拉帕米、硝苯地平控释剂、氨氯地平、地尔硫䓬等。不主张使用短效钙通道阻断剂，如硝苯地平普通片。

（6）肾素血管紧张素系统抑制剂：包括血管紧张素转换酶抑制剂（ACEI）、血管紧张素Ⅱ受体拮抗剂（ARB）以及醛固酮拮抗剂。对于急性心肌梗死或近期发生心肌梗死合并心功能不全的患者，尤其应当使用此类药物。

2. 调脂治疗。调脂治疗适用于所有冠心病患者。冠心病在改变生活习惯基础上给予他汀类药物，他汀类药物主要降低低密度脂蛋白胆固醇，治疗目标为下降到80mg/dl。最近研究表明，他汀类药物可以降低死亡率及发病率。

3. 手术治疗

（1）经皮冠状动脉介入治疗：经皮冠状动脉腔内成形术（PTCA）应用特制的带气囊导管，经外周动脉（股动脉或桡动脉）送到冠脉狭窄处，充盈气囊可扩张狭窄的管腔，改善血流，并在已扩开的狭窄处放置支架，预防再狭窄。还可结合血栓抽吸术、旋磨术。

适用于药物控制不良的稳定型心绞痛、不稳定型心绞痛和心肌梗死患者。心肌梗死急性期首选急诊介入治疗，时间非常重要，越早越好。

（2）冠状动脉旁路移植术：冠状动脉旁路移植术通过恢复心肌血流的灌注，缓解胸痛和局部缺血、改善患者的生活质量，并可以延长患者的生命。适用于严重冠状动脉病变的患者，不能接受介入治疗或治疗后复发的病人，以及心肌梗死后心绞痛，或出现室壁瘤、二尖瓣关闭不全、室间隔穿孔等并发症时，在治疗并发症的同时，应该行冠状动脉搭桥术。手术的选择应该由心内、心外科医生与患者共同决策。

4. 膳食调理。冠心病患者应在平时的饮食中多吃一些含维生素、无机盐和含镁、铬、锌、钙、硒等微量元素的食物。含镁丰富的食品有小米、玉米、豆类及豆制品、枸杞、桂圆等。镁可以影响血脂代谢和血栓形成，促进纤维蛋白溶解，抑制凝血或对血小板起稳定作用，防止血小板凝聚。含铬丰富的食品，如酵母、牛肉、肝、全谷类、干酪、红糖等。铬能够增加胆固醇的分解和排泄。动物实验证明，微量铬可以预防动脉粥样硬化的形成，降低胆固醇。含钙丰富的食品有奶类、豆制品，海产品如虾皮等，近年的研究表明，膳食中的钙含量增加，可预防高血压及高脂膳食引起的高胆固醇血症。含硒较多的食物有牡蛎、鲜贝、虾皮、海虾等。补硒能够抗动脉粥样硬化、降低全血黏度、血浆黏度，增加冠脉血流量，减少心肌的损伤程度。

老年冠心病的预防措施有哪些?

1. 每年做一次体检。95% 的猝死是由心脏疾病引起，且大多没有任何征兆,冠心病就是其中之一。因此,男性40岁后,女性 45 岁后就应每年进行一次健康体检，如果发现心电图缺血性改变，就要引起足够的重视。

2. 合理午睡。有关研究指出，地中海各国冠心病发病率低与他们传统的午睡习惯分不开。北欧和北美冠心病的发病率高，则与他们缺乏午睡有关。午睡是绝大多数人的生活习惯，然而，如何午睡却大有学问，尤其是对冠心病病人来说，做到科学地午睡甚为重要。研究表明，每天午睡 30 分钟可使冠心病发生率减少 30%。

3. 大豆。黄豆不含胆固醇，并可以降低人体胆固醇，减少动脉硬化的发生，预防心脏病，黄豆中还含有一种抑胰酶的物质，它对糖尿病有一定的疗效。因此，黄豆被营养学家推荐为防治冠心病、高血压动脉粥样硬化等疾病的理想保健品。

4. 戒烟。研究表明,戒烟后心血管系统可以逐渐发生“好”的变化，有些反应甚至可以用立竿见影来形容。具体说来。从吸最后一支烟起，20 分钟内血压下降，体温、心率恢复到正常，24 小时内患者发生心肌梗死的风险就开始降低，1 年内冠心病的风险即可降低 50%；戒烟 5 年内，中风或脑出血的风险可以降低到与不吸烟者相似的水平；戒烟 15 年内，冠心病的风险可以最终降低到与不吸烟者相似的水平。不仅如此，国外的医药经济学研究表明，相对于控制血压、血糖和血脂，戒烟还是针对冠心病最为经济实惠的干预手段。

5.及时补水。因为天热，人体排汗过多造成的缺水使血液浓缩。多喝水可维持血液正常的黏稠度和补充暑热消耗的体液。要多喝凉开水，也可以喝淡盐水。最好能在睡前半小时、半夜醒来及清晨起床后都喝一杯凉开水。白天也可以喝绿豆汤、菊花茶、荷叶茶等饮品。

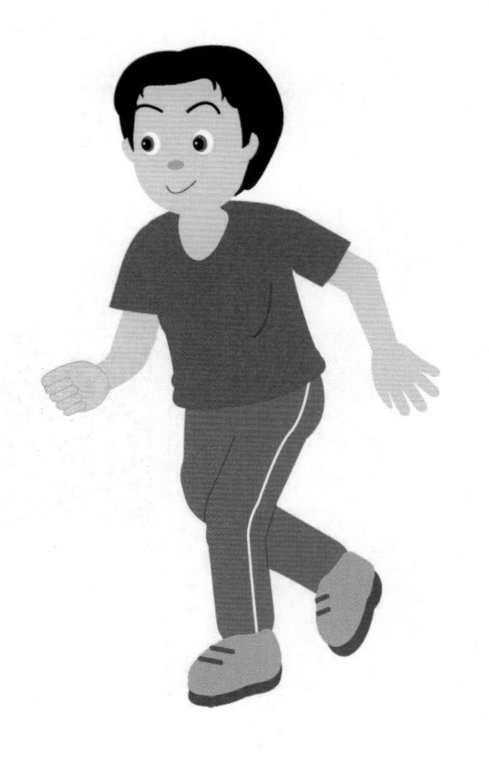

6.控制情绪。脾气暴躁、遇到突发事件易冲动，不能很好地控制情绪也可诱发冠心病。

7.控制好血压。血压异常对脑、心、肾都会造成损害，而且这种损害是慢慢积累的过程。损害大脑会导致脑卒中；损害心脏会导致冠心病；损害肾脏可导致肾功能衰竭。高血压患者应该严格按照医嘱服降压药，每天监测血压；饮食应该清淡，每天吃盐量控制在6克以下，少吃加工食物；多吃水果和蔬菜，如洋葱、海带、紫菜、木耳等可帮助降低血脂、控制血压。

8.拒绝肥胖。成年人肥胖，尤其是向心性肥胖，患心脏病的风险是正常人的2倍。肥胖者患冠心病的比例远远高于正常体重的人，特别是有腰臀肥胖“苹果”形身材的人。只要老人减肥3~5公斤，心脏状况就会有很大改善。

9. 适度运动。每天适度运动20分钟，可使患冠心病的概率减少30%，快走的效果最好。与每日静态生活时间不足1小时的人相比，静态生活时间超过4小时者，超重/肥胖患病率增加1倍，高血压增加18%，糖尿病增加50%，高胆固醇血症增加80%，高甘油三酯血症增加近70%。

心绞痛

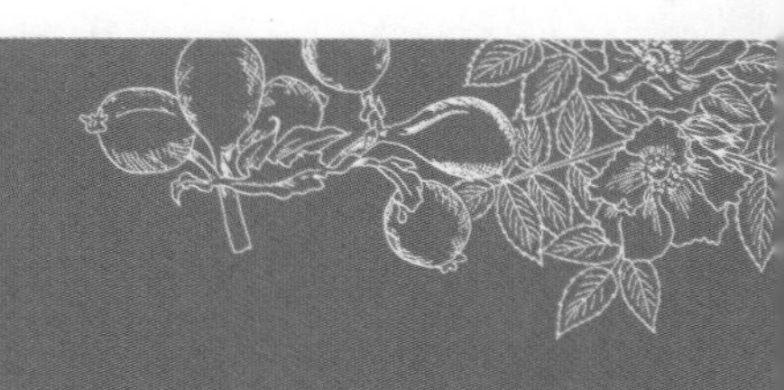

老年心绞痛的发病因素有哪些?

1.年龄过大，老年人的各项身体机能都出现退化现象，是冠状动脉粥样硬化常见于老年人的原因，心绞痛是冠心病的典型症状之一。

2.饮食习惯不良，喜欢食肥甘厚味，盐摄入过多，不按规律进食，过饱过饥，嗜食烟酒，加上本来老年人肠胃消化不如从前，容易引发心绞痛。

3.发怒、生气、紧张焦虑等不良情绪都会诱发老年人心绞痛发作，因此老年人要保持心情平和，避免过分激动等不良刺激。

4.劳累过度，是老年人心绞痛发作的诱因。由于活动后心率加快，心肌耗氧量增加，由于冠状动脉供血不足而引发，一般在休息片刻后即可缓解。因而老年患者要注意避免剧烈劳动，运动、急走、爬山、上楼、骑车时要循序渐进，注意休息。

5. 血液浓缩而黏稠，循环阻力变大，心脏负荷变重也会引起心绞痛发作。主要是因为老年人为减少夜间尿次，睡前和夜间也不敢喝水，加上一些老年人肾脏浓缩功能差、夜尿多，导致血液黏稠度增加。

老年心绞痛的临床表现和特征有哪些?

心绞痛常表现为突然发生的胸骨中上部的压榨痛、紧缩感、窒息感、烧灼痛、重物压胸感，胸疼逐渐加重，数分钟达高潮，并可放射至左肩内侧、颈部、下颌、上中腹部或双肩。伴有冷汗，以后逐渐减轻，持续时间为几分钟，经休息或服硝酸甘油可缓解。不典型者可在胸骨下段，上腹部或心前压痛。有的仅有放射部位的疼痛。老年人症状常不典型，可仅感胸闷、气短、疲倦，疼痛可很快或仅有左前胸不适发闷感。老年糖尿病人甚至仅感胸闷而无胸痛表现。

老年心绞痛有哪些特征?

1. 疼痛部位不典型。典型心绞痛部位常位于胸骨及附近区域。老年患者疼痛部位不典型发生率（35.4％）明显高于中青年（11％）。疼痛部位可以在牙部与上腹部之间的任何部位，如牙部、咽喉部、下颌、下颈椎、上胸椎、肩（尤其是左肩）、背部、上腹部及上肢等部位疼痛，易误为其他疾病。

2. 疼痛程度较轻。老年人由于痛觉减退，其心绞痛程度常比中青年人轻，有时难以区别是真正心绞痛还是其他原因所致的胸痛。

3. 非疼痛症状多。近来心绞痛并不完全表现为痛。患者对心肌缺血的感觉可以是胸痛，也可以是疼痛以外的症状，如气促、呼吸困难、疲倦、胸闷、咽喉部紧缩感、左上肢酸胀、呃逆、胃灼热、出汗等症状。这些非疼痛症状在老年患者发生率明显高于中青年人，多与心衰与糖尿病植物神经病变有关。心肌缺血可引起左室舒张、收缩功能减退，表现为呼吸困难和疲倦，称为绞痛等同症状，如同心绞痛一样，也是提示心肌缺血的征象，而由缺血所导致的心律失常、昏厥和猝死则不能视为心绞痛等同症状。因此，诊断心绞痛时，不能只注意胸部症状，对于反复出现一过性非痛症状均应考虑本病的可能，并仔细观察发作时的心电图和对硝酸甘油的反应。

4. 冠心病病史长，并存疾病多。老年患者有5年以上冠心病史明显多于中青年人，同时，常伴有糖尿病、慢性阻塞性肺病、高血压病等慢性疾病，往往造成表现不典型和诊断困难。

老年心绞痛的治疗措施有哪些?

1. 西医治疗

发作时的治疗：患者卧床休息以减低心肌耗氧，使用作用快的硝酸酯制剂如硝酸甘油舌下含化。

缓解期常用药物治疗：硝酸酯类，如硝酸异山梨酯。β受体阻滞剂，如阿替洛尔、倍他乐克。钙离子拮抗剂，如硝苯地平控释片。抗血小板聚集药物，如肠溶阿司匹林。

2. 中医治疗

（1）心血瘀阻证

①症状：心胸疼痛剧烈，如刺如绞，痛有定处，甚则心痛彻背，或痛引肩背，伴有胸闷，日久不愈，可因暴怒而加重；舌质黯红，或紫黯，有瘀斑，舌下瘀筋，苔薄，脉涩或结、代、促。

②证候分析：气郁日久，瘀血内停，络脉不通，故见心胸疼痛剧烈，如刺如绞；血脉凝滞，故痛有定处，甚则心痛彻背，或痛引肩背；气郁血瘀，故胸闷，日久不愈，可因暴怒而加重。舌质黯红，或紫黯，有瘀斑，脉涩或结、代、促，均为瘀血内停之候。

③治法：活血化瘀，通脉止痛。

④方药：血府逐瘀汤加减，药用桃仁、红花、川芎、赤芍、怀牛膝、柴胡、桔梗、枳壳、当归、生地、甘草等。

⑤随症加减：若兼寒者，可加细辛、桂枝等温通散寒之品；兼气滞者，可加沉香、檀香，辛香理气止痛。若瘀血痹阻重证，表现胸痛剧烈，可加乳香、没药、郁金、延胡索等加强活血理气止痛的作用。运用活血化瘀法时要注意活血化瘀药的种类、计量、用药时间等，并注意有无出血倾向或征象，一旦发现，立即停用，并予相应处理。

（2）寒凝心脉证

①症状：猝然心痛如绞，或心痛彻背，背痛彻心，或感寒痛甚，心悸气短，形寒肢冷，冷汗自出；舌质淡苔薄白，脉沉紧。

②症候分析：诸阳受气于胸中而转行于背，寒邪内侵致使阳气不运，气机阻痹，故见猝然心痛如绞，或心痛彻背，背痛彻心；或感寒痛甚，胸阳不振，气机受阻，故见心悸气短；阳气不足，故见形寒肢冷，冷汗自出。舌质淡苔薄白，脉沉紧，均为阴寒凝滞，阳气不运之候。

③治法：温经散寒，活血通痹。

④方药：当归四逆汤加减，药用桂枝、细辛、当归、赤芍、通草、大枣、甘草、瓜蒌、薤白等。

⑤随症加减：若疼痛较甚者，可加延胡索、郁金；若疼痛剧烈，心痛彻背，背痛彻心，伴有身寒肢冷，气短喘息，脉沉紧或沉微者，为阴寒极盛之胸痹心痛重证，治以温阳逐寒止痛，方用乌头赤石脂丸。

（3）痰浊内阻证

①症状：胸闷重而心痛轻，形体肥胖，痰多气短，遇阴

雨天而易发作或加重，伴有倦怠乏力，纳呆便溏，口黏，恶心，咯吐痰涎；苔白腻或白滑，脉滑。

②症候分析：痰浊盘踞，胸阳失展故胸闷重而心痛；气机阻滞不畅故见痰多气短，遇阴雨天而易发作或加重；脾主四肢，痰浊困脾，脾气不运故见形体肥胖，倦怠乏力，纳呆便溏，口黏，恶心，咯吐痰涎；苔白腻或白滑，脉滑，均为痰浊壅阻之候。

③治法：通阳泄浊，豁痰开结。

④方药：瓜蒌薤白半夏汤加味，药用瓜蒌、薤白、半夏、枳实、陈皮、石菖蒲、桂枝、干姜、细辛等。

⑤随症加减：若年老而兼气虚之症，如倦怠乏力，纳呆便溏者，可合四君子汤；若患者痰黏稠，色黄，大便干，苔黄腻，脉滑数，为痰浊郁而化热之象，用黄连温胆汤。另外，痰热与瘀血往往互结为患，故要考虑到血脉滞涩的可能，常配伍郁金、川芎。

（4）气虚血瘀证

①症状：心胸刺痛、绞痛，固定不移，或心胸隐痛，时作时止，心悸气短，神疲乏力；舌质紫黯或淡紫，脉沉弦或细涩。

②症候分析：胸痹日久，心气亏虚，气虚则无力行血，血脉凝滞，故见心胸刺痛、绞痛，固定不移；心气亏虚，心脉失养，故见心胸隐痛，时作时止，心悸气短，神疲乏力；舌质紫黯或淡紫，脉沉弦或细涩，均为心气亏虚，血脉凝滞之候。

③治法：益气活血。

④方药：补阳还五汤加减，药用黄芪、当归、川芎、赤芍、桃仁、红花、地龙等。

⑤随症加减：若气虚明显，加党参、黄精以扶助正气；痛甚者加延胡索、郁金。

（5）心肾阳虚证

①症状：胸闷或心痛较著，气短，心悸怔忡，自汗，动则更甚，神倦怯寒，面色晄白，四肢欠温；舌质淡胖，苔白滑，脉沉迟者。

②症候分析：阳气虚衰，胸阳不运，气机痹阻，血行瘀滞，故见胸闷或心痛较著，气短，心悸怔忡，自汗，动则更甚；肾阳虚衰，故见神倦怯寒，四肢欠温。面色晄白，舌质淡胖，苔白滑，脉沉迟者，均为阳气虚衰之候。

③治法：补益阳气，温振心阳。

④方药：参附汤合桂枝甘草汤加减，药用人参、附子、桂枝、甘草等。

⑤随症加减：若阳虚寒凝而兼气滞血瘀者，可选用薤白、沉香、降香、檀香、延胡索、乳香、没药等偏于温性的理气活血药物。

若心肾阴虚，不能充润营养五脏，症见心胸疼痛时作，或灼痛，或隐痛，心悸怔忡，五心烦热，口干咽燥，潮热盗汗，腰膝酸软，头晕耳鸣，舌红少津，苔薄或剥，脉细数或结代者，用左归丸加减，以滋阴补肾，养心安神。

若心肾阳虚，虚阳欲脱、厥逆者，用四逆加人参汤；若见大汗淋漓、脉微欲绝等亡阳证，予参附龙牡汤，并加用大剂量山萸肉，以温阳益气，回阳固脱。

老年心绞痛的预防措施有哪些?

1.低脂肪饮食。心绞痛发病之后是需要注意日常饮食的，需要做到的就是控制高脂饮食，建议在日常饮食上尽量选择一些低脂肪的食物，多吃一些清淡的食物，水果和蔬菜均是可以选择吃的食物。

2.治疗高血压。心绞痛患病期间通常伴随高血压病，这就需要做到降低高血压，就可以降低心绞痛的发病概率，具体怎么样治疗高血压，建议就医，在医生指导下进行。

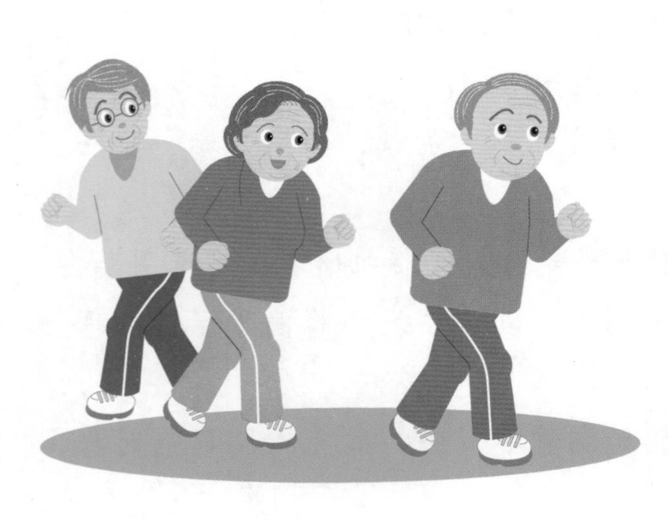

3.注意多多休息。对于患病心绞痛这个疾病的老人来说，为了有效地降低疾病症状，为了降低疾病的发病概率，建议在日常生活之中注意多多休息，建议每天早睡早起，睡眠时间不能少于8个小时。

4.注意身体锻炼。患病之后还应该注意身体锻炼，当然应该选择适合自己的锻炼方法，太极拳、慢跑、散步等均是可以使用的方法，坚持这些运动对于疾病治疗，也是可以起到一定帮助和作用的。

5. 及时治疗。患病之后不要耽误，及时服用药物对症缓解疾病症状，具体选择什么药物，需要就医，在医生指导下进行。

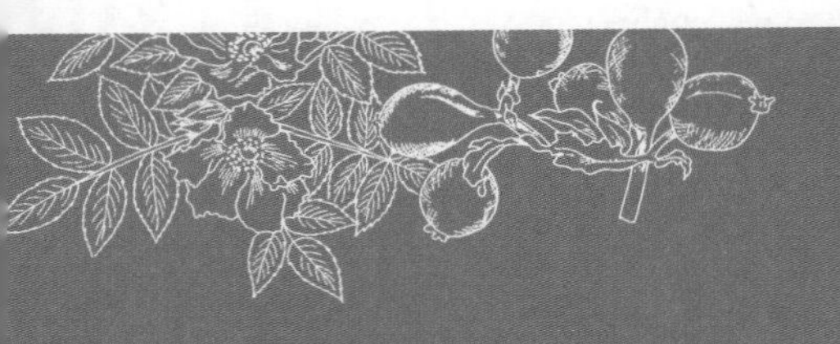

心肌梗死

老年心肌梗死的发病因素有哪些?

1. 暴饮暴食。据国外资料报道，周末、假日心肌梗死发病率相对增高。进食高热量、高脂肪食物后，血内脂肪酸骤然增高，引起血液黏稠度突然增加，血小板高度聚集，在冠状动脉硬化狭窄的基础上形成血栓。过量饮酒，大量饮用浓咖啡亦可致冠状动脉持续痉挛而发生心肌梗死。

2. 大手术后。手术后的疼痛刺激和全身麻醉，血压降低均可诱发急性心梗。

3. 过度疲劳。过度疲劳或超负荷的体力劳动，往往使病人心脏负担突然加重，心肌需氧量猛然增加，而引起心肌严重缺血，导致心肌梗死。

4. 情绪激动。情绪过分激动和精神紧张也是诱发心肌梗死的原因，严重者可发生猝死。据报道，美国有一个州每十场球赛平均有 8 名观众发生心肌梗死。

5. 大出血休克。休克时血压过低，冠状动脉灌注量不足，加上大出血给机体一个很大的刺激，引起体内生物化学的改变，而诱发心肌梗死。

老年心肌梗死的临床表现是什么？

1. 典型症状

（1）疼痛典型者为胸骨后压榨性、窒息性、濒死感，持续时间可长达1~2小时，甚至10余小时，硝酸甘油无缓解。

（2）全身症状发热多于起病2~3天开始，一般在38℃左右，很少超过39℃，持续1周左右。

（3）胃肠道症状剧痛时常有频繁恶心、呕吐、上腹胀痛；缓解后1周内常有食欲不振、腹胀，个别发生呃逆。

（4）严重者可有心律失常、心力衰竭、心源性休克等并发症。

2. 不典型症状：指临床上疼痛不典型，或无痛而以其他系统症状为主要表现者，多见于老年人或口服β受体阻滞剂者。

（1）以急性左心衰为主要表现者突然胸闷、呼吸困难，甚至端坐呼吸、心源性哮喘发作。

（2）以脑血流循环障碍为主要表现者如头晕、昏厥、突然意识丧失，甚至偏瘫、抽搐等。

（3）以休克为主要表现者凡年龄较大，突然出现低血压或休克，或原有高血压而突然降低，但无其他原因者均应考虑急性心肌梗死的可能。表现为反应迟钝，面色灰暗，头颈部及四肢大汗，皮肤湿冷、无尿，主要是在心肌缺血基础上发生心肌梗死、心功能减低所致。

（4）以上腹痛为主要表现者，表现为上腹痛、恶心、呕吐、食管烧灼感、呃逆等，常误诊为食管炎、胃炎、胆囊炎、胰腺炎等。

（5）以咽痛、牙痛、左上肢及背部麻木酸痛为主诉者。

（6）猝死。猝死作为急性心肌梗死主要表现的并不少见，猝死的直接原因是室颤和心脏停搏。猝死的年龄在 55~65 岁为多，随增龄猝死发生率下降，但病死率上升明显。

（7）其他。心肌梗死后有急性精神错乱的占 13.1%，表现为激动、烦躁不安等急性脑缺氧表现；肢体动脉梗死占 1.4%，表现为间歇性跛行，肢体缺血坏疽；有的表现为极度疲劳，头晕乏力；有的表现为心律失常为唯一症状者。

3. 完全无症状性：没有任何自觉症状，仅心电发现可疑心肌梗死图形，亦无心肌酶学变化，可被心电向量证实，多见于灶性或陈旧性心肌梗死。

老年心肌梗死的治疗措施有哪些？

1. 基础治疗。心电，血压和呼吸监测 5~7 天以及时发现抢救室颤先兆和室颤，心搏骤停等严重心律失常。间断（持续）吸氧。一般第 1 周内绝对卧床，可逐渐在床上做四肢的活动。第 2 周逐步离床站立和床边缓步走动。第 3~4 周逐步至室外慢步走动。有严重并发症。高龄或体弱的老年患者，卧床时间宜适当延长。饮食以少量多餐，清淡易消化为宜。保持排便通畅，避免用力排便。

2. 早期有效镇痛十分重要。有效方法为吗啡 3 毫克皮下注射，亦可小剂量静脉注射，必要时可每隔 5 分钟后再注射 1 次。低血压，心动过缓，高龄及有严重肺疾患病史者慎用，呼吸小于 12 次 / 分钟者禁用。此外，应持续用硝酸甘油静脉滴注。

3. 老年患者急性心肌梗死发生急性左心衰竭较多见，应高度重视，一旦确定尽早处理。洋地黄类药物应慎用，尤其在心肌梗死发生后 24 小时内，必须使用时剂量要减半。右心室梗死的病人应慎用利尿剂。

4. 老年人心肌梗死初几小时内应用可减轻心肌损伤和死亡率，继续使用则能减少再梗死率和(或)死亡率。使用 β 受体阻滞剂适应证为，窦性心动过速，高血压，快速心律失常，如快速房颤以及血清心肌酶再次升高提示有梗死延展等。

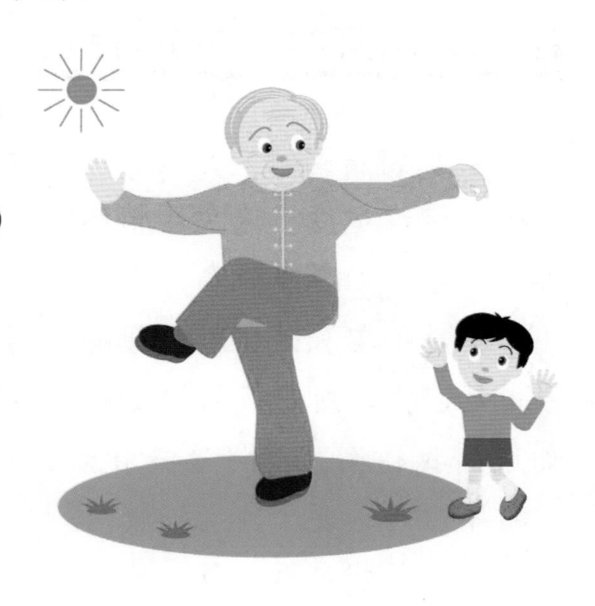

5. 膳食调理

适宜食物：宜食低胆固醇食物，如谷类（各种粗粮）、豆类（大豆、蚕豆、赤豆、绿豆及各种豆制品）、植物油（除椰子油外）、各种蔬菜、瓜果；菌藻类（蘑菇、香菇、木耳、银耳、海带、紫菜、苔菜、海藻等）、鱼类（绝大多数河鱼、海鱼，除贝壳类、鱼子）、种子硬果类（胡桃、杏仁、瓜子、芝麻）以及茶叶、山楂、瘦肉；宜吃脱脂牛奶、带酸味水果；宜适量饮茶。

禁忌食物：忌猪油、牛油、羊油、鸡油、黄油、奶油、动物脑、肝等及蛋黄、巧克力、墨鱼、鱿鱼、贝类（蚌、螺、蚬、蟹黄等）、鱼子；忌甜食、咸食、高脂肪制品；忌烟、酒；忌饮食过饱；忌辛辣刺激性食品。

老年心肌梗死的预防措施有哪些?

1. 保持情绪稳定乐观，培养顺其自然的观念。遇事不急不躁，劳逸适度，避免因情绪激动诱发冠状动脉痉挛缺血的各种因素，如观看球赛，参加朋友遗体告别等。

尽量不单独外出。要随身带药如硝酸甘油和写着亲属联系电话、本人所患疾病的卡片（如注明："本人患有心脏病，如遇到我昏倒，请将硝酸甘油放入本人舌下。谢谢!"），以备不测时，便于他人抢救。

2. 提倡戒烟酒，饮食直低精低脂肪。不要吃得过饱，少吃高脂肪高胆固醇的食物，如肥肉、各种动物内脏、鸡蛋黄和鱼油制剂（因含高胆固醇），防治高脂血症。

3. 保持大便通畅。应多吃含纤维素高的食物，避免排便用力，以减少心肌梗死的复发风险。

4. 适度锻炼。一般来说，要达到锻炼的目的，每周至少要有三次认真的体育锻炼，每次不少于20分钟，但也不宜超过50分钟。开始时要先活动一下身体，如举臂、伸腿等。锻炼结束时要做一些放松活动，不应立即停止活动，更不应锻炼后马上上床休息，否则容易引起头晕，对心脏不利。在参加体育锻炼之前，应该先测定体力耐受程度。运动锻炼不要过度，过度会导致血压急剧上升，使左心室过度疲劳和促使发生心力衰竭。运动量一般可视年龄和健康状况而定。如果是心、肺功能都正常的人，可以根据锻炼后的高心率限度来定。具体计算方法是，从220减去年龄数，再乘以0.75。例如您今年60岁，那么（220-60）×0.75=120次，如果超过120次，则会对身体产生不良影响。

5. 看好“四血”指标，防止复发因素。“四血”指的是血压、血糖、血脂、血黏度。这四个因素都与冠心病、尤其心肌梗死的发生、发展和复发有密切关系。如果“四血”不能保持较好水平，在心肌梗死后半年左右就会面临再发的危险。所以原来就有高血压、糖尿病和脑血管病的病人要重视原发病的治疗和定期门诊复查。即使没有这些病，也要每2~3个月复查血压、血脂、血糖和血黏度，如果高于正常，就要积极采取治疗措施。

6. 绝对不搬抬过重的物品。搬抬重物时必然要弯腰屏气，其生理效应与用力屏气大致类似，是老年冠心病人诱发心肌梗死的常见原因。

7. 注意气候变化。在严寒或强冷空气的影响下，冠状动脉可发生痉挛并继发血栓而引起急性心肌梗死。气候急剧变化、气压低时，冠心病病人会感到明显有不适。资料表明，低温、大风、阴雨都是急性心肌梗死的诱因之一。所以每遇气候恶劣时，冠心病病人要注意保暖，或适当加服扩冠药物进行保护。

8. 做好日常保护。冠心病人日常生活中各种保护措施非常重要，同时，还要懂得和识别心肌梗死的先兆症状并给予及时处理。

心力衰竭

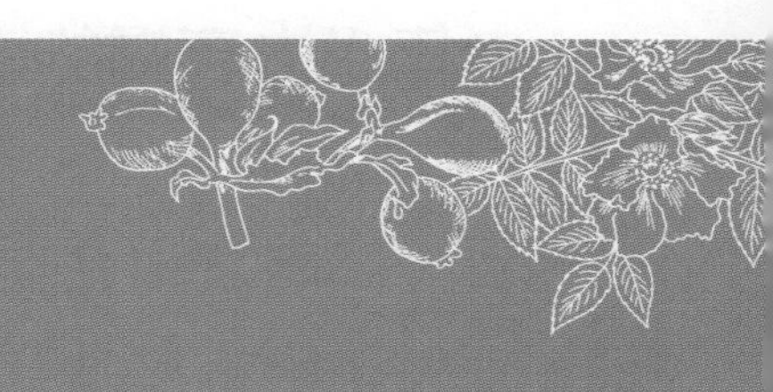

老年心力衰竭的发病因素有哪些?

1. 感染性疾病尤其是呼吸道感染，占诱因的首位，患肺炎的老年人 97% 死于心衰。

2. 心律失常尤其是快速性心律失常，如室上性心动过速、心房纤颤、心房扑动等可增加心室率，减少心室充盈时间，增加心肌耗氧量等，快速性心律失常是心衰的重要诱因之一。

3. 输血、输液或摄盐量过多。

4. 体力过劳、精神压力过重及情绪激动。

5. 环境、气候的急剧变化。

6. 治疗不当，如洋地黄类药物用量不足、过量或中毒、利尿过度等。

7. 严重贫血、甲状腺机能亢进、肺栓塞等。

8. 抑制心肌收缩力的药物影响如β受体阻滞剂、奎尼丁、异搏定、丙吡胺等。

老年心力衰竭的临床表现是什么？

1. 消化道症状。心衰往往伴有内脏瘀血，使患者出现不同程度的消化道症状，通常表现为食欲不振、恶心、呕吐、腹胀等，严重者可致胃肠道出血，表现为呕血、黑便等。

2. 精神症状突出。心衰时常伴有失眠、焦虑不安，或嗜睡、表情淡漠、呆滞等。这与心衰时心脏排血减少，脑细胞缺氧有关。

3. 夜尿增多。这是因为白天活动增多，回心血量相对不足，心排血量减少，肾脏血流灌注量减少，故而尿量减少；但到了晚上，老年人卧床休息，回心血量相对增加，心排血量增多，从而引起夜尿增多，成为心功能不全的标志之一。

4. 出现肺部体征。如果患者出现可疑症状，可贴近老人的胸部听诊。如果听见明显的哮鸣音或湿啰音，表明老人已有心功能不全的症状，必须立即送医院就诊。

心衰症状易被掩盖。老年人常有多种疾病并存，相互影响，造成病情复杂化，症状多样性，掩盖心衰症状。

老年心力衰竭的治疗措施有哪些？

老年人心力衰竭的治疗原则是防治病因，去除诱因，逆转心室重塑，最终达成降低死亡率及改善预后。

1. 药物治疗

（1）利尿药：老年心衰病人几乎都有不同程度的水钠潴留，因此，应用利尿药是处理心衰的重要一环。利尿药的不良反应较多，老年人各种生理代偿功能低下，尤易发生，故应严格掌握适应证。

（2）血管紧张素转换酶抑制药（ACEI）：此类药具有扩张动、静脉，减轻前、后负荷，抑制神经内分泌的作用等，可逆转左心室肥大，防止心室重塑，不仅能缓解心力衰竭的症状，而且可降低心力衰竭的死亡率和提高生存率，ACEI作为老年人心力衰竭治疗的基石目前已广泛用于治疗老年心衰。

（3）洋地黄制剂：慢性心力衰竭中使用的洋地黄为地高辛，应用的目的在于改善收缩性心力衰竭患者的临床状况，具有直接和间接改善心力衰竭时神经内分泌异常的作用。

（4）血管紧张素Ⅱ受体阻断药（ARB）：对ACEI耐受良好或未用过ACEI者不必应用ARB；对有咳嗽或血管神经性水肿而不能耐受ACEI者可以ARB取代，ARB联合ACEI治疗对老年人心力衰竭患者的血压控制、左心室重塑作用优于两种药物的单独治疗，代表药有氯沙坦和缬沙坦。

（5）钙拮抗药：钙拮抗药对慢性收缩性心力衰竭缺乏有效证据，临床试验仅显示氨氯地平和非洛地平在长期应用时对存活率无不利影响，亦不提高生存率。

（6）血管扩张药：适用于NYHA Ⅲ、Ⅳ级的慢性收缩性心力衰竭，尤其对瓣膜反流性心脏病（二尖瓣、主动脉瓣关闭不全）、室间隔缺损，可减少反流或分流，增加前向心输出量。动脉扩张药不宜用于阻塞性瓣膜病及左心室流出道梗阻的患者，急性心肌梗死或心肌缺血引起的心力衰竭亦可选用硝酸酯类血管扩张药。

（7）环腺苷酸依赖性正性肌力药的静脉应用：此类药包括β肾上腺素能激动药,如多巴酚丁胺;磷酸二酯酶抑制药，如米力农、氨力农等。由于缺乏有效的证据及考虑到此类药物的毒性，仅适用于难治性心力衰竭患者的短期应用。

以上治疗方法不能同时用于一个老年人心力衰竭病人，不同治疗方法的不良反应及相互干扰妨碍了一些治疗的应用，应根据病情选用不同药物治疗。

2.膳食调理

（1）限制钠盐的摄入。为预防和减轻水肿，应根据病情选用低盐或无盐饮食。低盐即烹调时食盐用量每天不超过2克，或相当于酱油10毫升。全天副食含钠量应少于1.5克。无盐即烹调时不添加食盐及酱油（油食品）。全天主副食中含钠量小于70毫克。大量利尿治疗时应适当增加食盐的量以预防低钠综合征。

（2）限制水的摄入。充血性心力衰竭时，患者的液体摄入量一般限制在每日1000~1500毫升（夏季可为2000~3000毫升），但应根据病情及个人习惯而有所不同。对于严重心力衰竭，尤其是伴有肾功能减退的患者，由于排水能力减低，在采取低钠饮食的同时，更应控制水分的摄入，否则可能引起稀释性低钠血症，导致顽固性心力衰竭。一旦发生稀释性低钠血症，宜将液体摄入量限制为500~1000毫升，并采用药物治疗。

（3）调节钾的摄入。钾平衡失调是充血性心力衰竭患者最常出现的一种电解质紊乱现象。临床中最常见的是缺钾，主要因为：钾摄入不足（由营养不良、食欲差、吸收不良等造成）；钾的额外丢失（由呕吐、腹泻等造成）；钾经肾脏排出过多（由肾病、肾上腺皮质功能亢进、代谢性碱中毒、利尿剂治疗等造成）；以及其他情况，如胃肠外营养、透析等。缺钾可引起肠麻痹、严重心律失常、呼吸麻痹等，并易诱发洋地黄中毒，造成严重后果。故对长期使用利尿剂治疗的病人应鼓励其多摄食含钾量较高的食物，如香蕉、橘子、大枣、番木瓜等。必要时应进行补钾治疗，也可将排钾与保钾利尿剂配合应用，或与含钾量较高的利尿中草药，如金钱草、苜蓿草、木通、夏枯草、牛膝、玉米须、鱼腥草、茯苓等合用。

另一方面，当钾的排泄量低于摄入量时，可产生高钾血症，见于严重的心力衰竭，或伴有肾功能减损以及不恰当地应用保钾利尿剂。轻度患者只需控制饮食中钾和钠以及停用保钾利尿剂即可，中度或重度高钾血症者，宜立即采用药物治疗。

（4）热量和蛋白质不宜过多。一般说来，对蛋白质的摄入量不必限制过严，每天每公斤体重1克为宜。但当心衰严重时，则宜将蛋白质的供给量减少到每天每公斤体重0.8克。蛋白质（蛋白质食品）的特殊动力学作用可能增加心脏额外的能量（能量食品）要求和增加机体的代谢率，故应给予不同程度的限制。肥胖对循环、呼吸都是不利的，特别是当心力衰竭发生时，对肺容积和心脏都有不良影响；而且肥胖还可加重心脏本身的负担。因此，患者宜采用低热量饮食，既可使其体重维持正常或略低于正常水平，又能减少身体的氧消耗，从而减轻心脏的负荷。

（5）碳水化合物适量。每天供给300~350克碳水化合物较为适宜。碳水化合物易于消化（消化食品），在胃中停留时间短，排空快，可减轻心脏受胃膨胀的压迫。宜选食含淀粉及多糖类食物，避免过食蔗糖及甜点等，以预防胀气、肥胖及甘油三酯升高。

（6）限制脂肪。肥胖者应注意控制脂肪的摄入量。因为脂肪产热量高，不利于消化，在胃内停留时间较长，使胃饱胀不适；还能抑制胃酸分泌，影响消化。

（7）补充维生素。充血性心力衰竭患者一般胃纳较差，加上低钠饮食缺乏味道，故膳食应富含多种维生素，可多吃些新鲜蔬菜、水果，必要时应口服补充B族维生素和维生素C等。

老年心力衰竭的预防措施有哪些？

1. 心理调整。目前已明确心血管病的发生与发展，包括预后都与心理、情绪及社会刺激因素有关。良好的心理状态，乐观豁达的情绪和较强的社会生活适应能力，可使个人神经——内分泌调节稳定、协调，有助于预防及改善疾病，提高生活质量。因此，患者要保持健康心态，乐观看待事物，遇事要冷静，能看得开，想得通，不为小事斤斤计较。特别是对待疾病，要积极治疗，但又不急于求成，胡乱求医，这样有利于疾病康复。

2. 养成良好生活方式。良好生活方式包括起居有时、饮食有节、生活规律、适当运动，以及戒烟、不饮酒或少饮酒等，这些都要依靠患者的自觉性来养成。

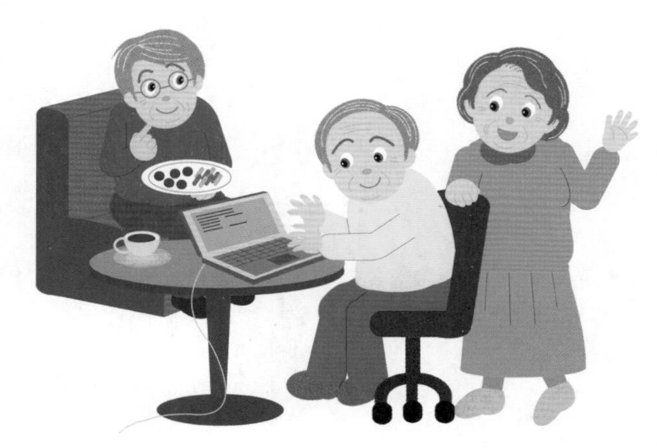

对于老年人心衰患者来说，养成良好生活方式极为重要，是维持病情稳定和提高生活质量的保证。虽然做起来并不容易，但只要重视，以认真的态度来对待，要做到亦非很难，尤其老年患者不受工作和其他意想不到事情的干扰，做起来也相对容易些。

3. 遵照医嘱服药。心衰患者在医院纠正心衰急性期症状后，大多仍需带一定的强心利尿剂回家使用。由于强心利尿剂具有严格的用药要求，特别是强心甙类药物，不按时或乱服用容易产生毒性作用，对健康危害很大，甚至有生命危险。故而患者必须遵照医生的嘱咐，按时按量服药，如有不适及时请教医生而不是自行调整。此外，在修养及缓解期间应定期去医院复查和接受医生指导。

4. 避免诱因。心衰的急性发作大多与呼吸道感染、劳累过度、情绪波动、饮食不当（暴饮暴食）及中断药物等有关，这些情况可称之为心衰诱发因素或危险因素。据估计，约有80%~90%心血管疾病患者的心衰发生，是由于上述因素而诱发的。如果能了解这些诱发因素并认真控制，对防治心衰极为重要，可大大降低复发率及病死率。

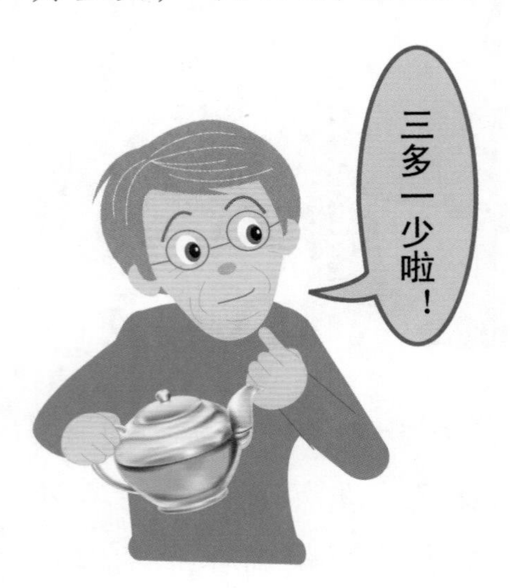

5. 认识疾病特点，采取干预措施。心衰具有长期性、反复性、复杂性、预后差、影响日常生活和费用高等特点，但同时要认识到它并非无转机。而转机在于了解更多的疾病相关知识，掌握自我护理方法，调整生活习惯，自我管理疾病，求得尽量好的预后效果。

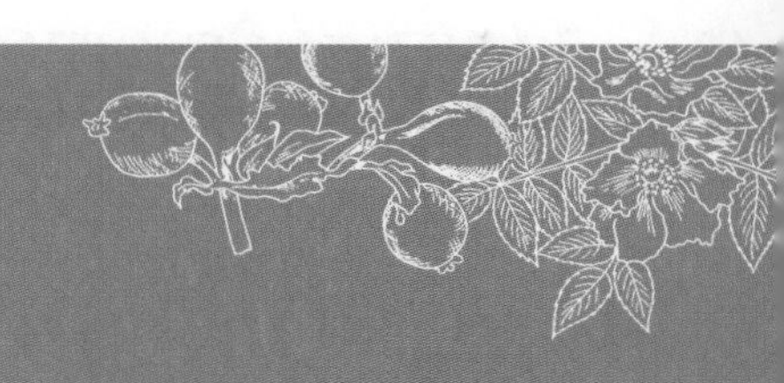

糖尿病

糖尿病是怎么回事?

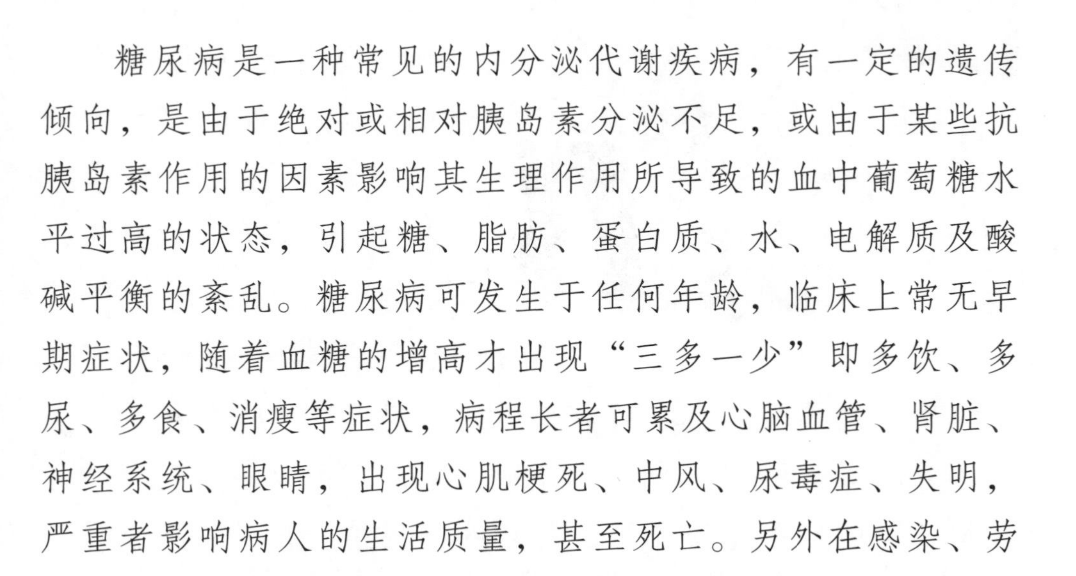

糖尿病是一种常见的内分泌代谢疾病，有一定的遗传倾向，是由于绝对或相对胰岛素分泌不足，或由于某些抗胰岛素作用的因素影响其生理作用所导致的血中葡萄糖水平过高的状态，引起糖、脂肪、蛋白质、水、电解质及酸碱平衡的紊乱。糖尿病可发生于任何年龄，临床上常无早期症状，随着血糖的增高才出现“三多一少”即多饮、多尿、多食、消瘦等症状，病程长者可累及心脑血管、肾脏、神经系统、眼睛，出现心肌梗死、中风、尿毒症、失明，严重者影响病人的生活质量，甚至死亡。另外在感染、劳累或其他应激情况发生时可引发酮症酸中毒、非酮症高渗性昏迷，而且糖尿病人由于抗感染能力差，很容易并发尿路感染、结核、疖、痈等感染性疾病。

糖尿病能根治吗?

由于糖尿病的病因比较复杂，属于一种由遗传因素和环境因素共同作用引起的代谢综合征，目前还没有行之有效的根治办法。尽管目前糖尿病尚不能根治，但糖尿病并不可怕，它可以完全控制，可以像正常人一样的生活、工作。糖尿病慢性并发症的产生与病情控制的好坏有密切关系，其中包括血糖、血脂、血压、体重、戒烟等，所以病人应长期控制好病情防止并发症的出现。现在随着糖尿病患病人数的不断增加，各种治疗糖尿病的宣传也铺天盖地而来，“可以不服药”“保证根治”的广告比比皆是，其目的归根结底只是一条，就是高价让你购买他们宣传的药或保健品，有些患者轻信这些广告，停止正规治疗，服用几个疗程之后，复查血糖发现血糖升高甚至引发酮症，导致病情延误。得了糖尿病之后，一定要到正规医院接受正规治疗，以免耽误病情，影响治疗效果。

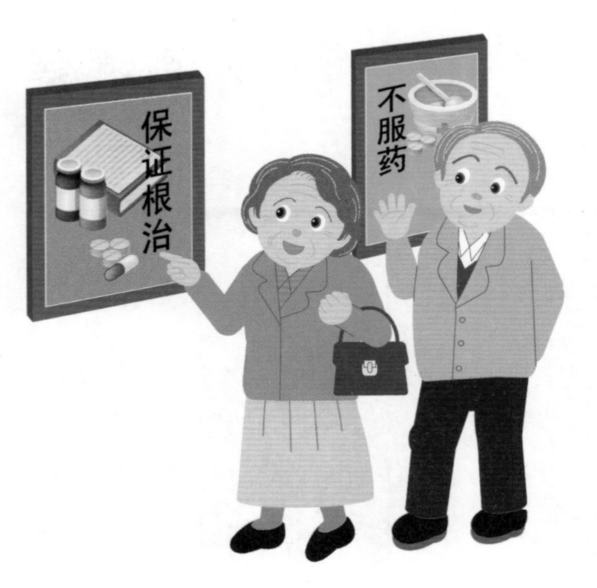

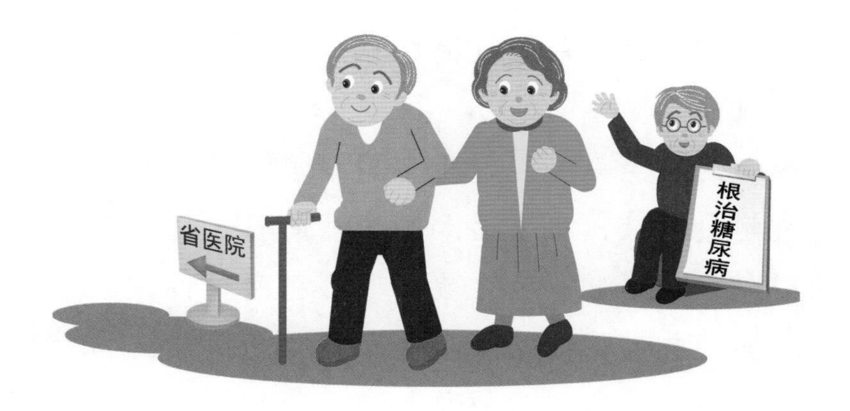

糖尿病能预防吗?

糖尿病是最有代表性的可以预防的疾病，通过生活方式或药物的干预可以预防糖尿病的发生。因为改变不合理的饮食、减少高热量食物，适当增加运动，改变西方化的生活方式都是可以做到的。这有赖于宣传，提高人们对糖尿病的认识，提高自我保健意识，可以防止糖尿病的发生，这属于糖尿病的初级预防。

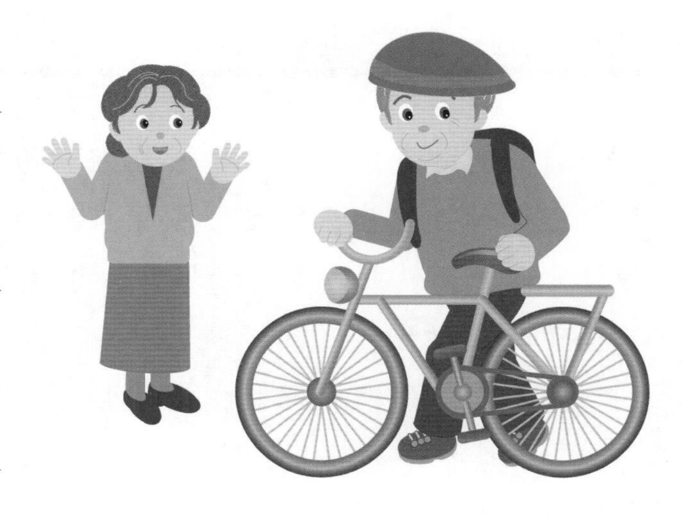

对于已患糖尿病的人，预防的目标是通过关心、教育、维持病人的健康状况，使其血糖控制在理想水平，减少和延缓

各种并发症的发生发展，提高糖尿病的生活质量，这属于糖尿病的二级预防。

糖尿病的发生一般经过正常糖耐量（空腹及餐后血糖正常）到糖耐量低减，再发展到糖尿病阶段，糖耐量低减是有效干预减少糖尿病发生的主要环节。糖耐量低减的干预分为两大类：非药物性的生活干预和药物干预。非药物干预包括饮食干预，限制饮食摄入的总热量，限制饮酒，多吃粗粮及新鲜蔬菜。运动干预包括进行中等强度的运动锻炼：如慢跑、游泳、骑自行车，每天至少锻炼30分钟，肥胖者最好逐渐减轻体重直到标准体重。药物干预包括如α糖苷酶抑制剂，可以降低餐后血糖，改善胰岛素抵抗不易引发低血糖，能有效减少糖尿病的发生，这属于糖尿病的三级预防。

糖尿病的并发症有哪些?

糖尿病的危害性，在于长期控制不佳的糖尿病会并发各种急、慢性并发症，尤其以糖尿病所特有的全身神经、微血管、大血管慢性并发症日趋增多，程度加重，影响生活质量，甚至致残、致死。

由于糖尿病病程冗长，所阻常可危害人体各器官，长期“泡”在糖水中导致心、脑、肾、神经、眼睛等多脏器损害。世界卫生组织糖尿病有关专家统计，因糖尿病引起双目失明者占4%，其致盲机会比一般人多10~23倍；糖尿病性坏疽和截肢患者比一般人多20倍；并发冠心病及中风的比一般人增加2~3倍；并发肾功能衰竭比一般肾病多17倍。

目前传统的糖尿病急性病发症已退居次位，而慢性并发症已占据主要地位。在中年尤其高年龄组的糖尿病患者中，以并发心血管病为主要致死原因。250例糖尿病患者尸检材料中，有46.4%死于心血管病。在幼年型患者中，主要致死原因为肾功能衰竭。

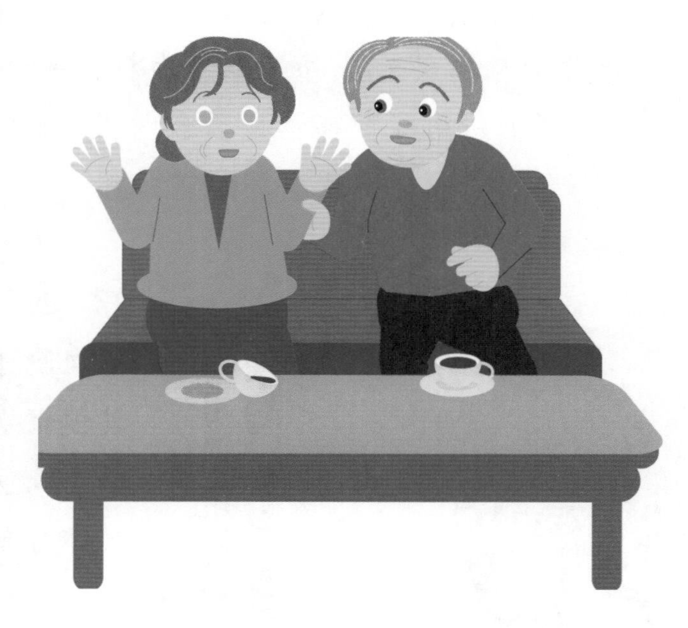

我国糖尿病患者死亡原因依次为血管病变(包括冠心病、脑血管病及肾病)、感染性疾病、酮症酸中毒、非酮症高渗性昏迷、全身衰竭及尿毒症等。其中第一位的心血管病加上第二位的感染性疾病所致死亡占总死亡的60%，是糖尿病患者的主要死因。

目前，糖尿病致死率仅次于非糖尿病的心血管、脑血管疾病和肿瘤。实际上，糖尿病对患者所造成的危害远非这些方面，它严重威胁着患者的健康和生命。可见，糖尿病本身并不可怕，可怕的是其并发症所造成的危害。

空腹血糖与餐后血糖的标准是怎样规定的?

1. 空腹血糖

空腹血糖的标准是4.4~6.1mmol/L。血糖浓度保持相对的稳定是由各种内分泌激素、植物神经共同作用的结果。

在糖尿病患者中，空腹血糖的水平升高主要与肝脏过量产生葡萄糖有关。此外，空腹血糖水平还与下列因素有关。

（1）所用降糖药物是否合理、胰岛素剂量是否需要调整。

（2）是否有不适当的睡前加餐。

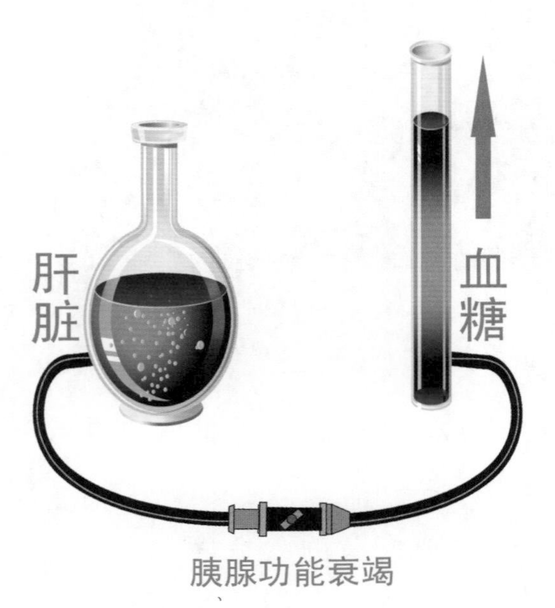

（3）夜间是否睡眠良好、过于兴奋和劳累都会影响血糖水平。另外还有许多其他情况会影响血糖水平。需要向医生请教，具体问题具体分析。

2. 餐后血糖

所谓餐后血糖即吃完饭后的血糖，目前临床上常用的是餐后两小时的血糖，即从第一口饭计时（一般在20分钟内吃完）饭后两小时的血糖，而不是吃完饭后开始计时。在糖尿病的发病过程中，餐后血糖的升高具有特别重要的意义。

餐后两小时血糖的正常值范围是4.4~7.8mmol/L，如果超过11.1mmol/L即怀疑为糖尿病，需要做进一步检查。对于糖尿病患者来说餐后血糖理想的控制范围是4.4~7.8mmol/L，良好的控制范围是8.0~10.0mmol/L，所以糖尿病患者在检查血糖控制情况时，不仅要查空腹血糖，更要重视餐后2小时血糖的监测，毕竟我们在一天中大部分是在餐后状态，它更影响我们整体血糖的控制水平。

糖尿病的治疗措施有哪些？

糖尿病的基本治疗包括一般处理、饮食治疗、运动治疗及药物治疗。治疗本病是长期而细致的工作，必须详细了解病情及患者的生活情况，贯彻原则性与个体结合的治疗原则，制定切实可行且行之有效的治疗方案。

1.肥胖型糖尿病患者的治疗

（1）患者经低热量饮食加体力活动后，血糖控制不良时，应加强低热量脂肪饮食；如控制仍不良者，可服用双胍类或磺脲类降糖药（血脂高者应降低血脂）；如果仍然控制不佳，应使用胰岛素治疗（使用不宜太早），注意定期调整胰岛素剂量。

（2）患者经低热量饮食加体力活动，或经加强低热量脂肪饮食后，血糖控制良好者，应继续下去。

（3）患者经饮食控制、体力活动或加口服降血糖药治疗后，血糖控制良好者，应定期调整药量。

2. 非肥胖型糖尿病患者的治疗

（1）患者经饮食治疗后，血糖控制良好时，应继续下去。

（2）患者经饮食治疗后，血糖控制不佳时，一定加服磺脲类药物（血脂高者应降低血脂）；如果血糖控制良好，引导继续下去，并注意定期调整药量。

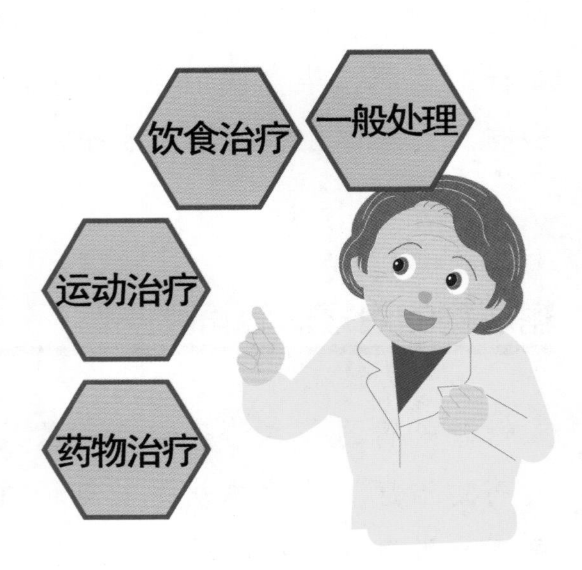

（3）患者经饮食治疗加口服降血糖药物治疗后，血糖控制仍不理想时，则应使用胰岛素治疗（不要使用太迟），并应注意定期调整胰岛素剂量。

理想体重的计算公式是怎样的？

许多肥胖的糖尿病患者被告知应该控制体重，那么理想体重究竟是多少，应该如何计算呢？目前国际上根据对人身高和体重关系的研究得出了一个标准体重的简单计算公式：

标准体重（公斤）= 身高（厘米）−105；

老年人的标准体重（公斤）= 身高（厘米）−100。

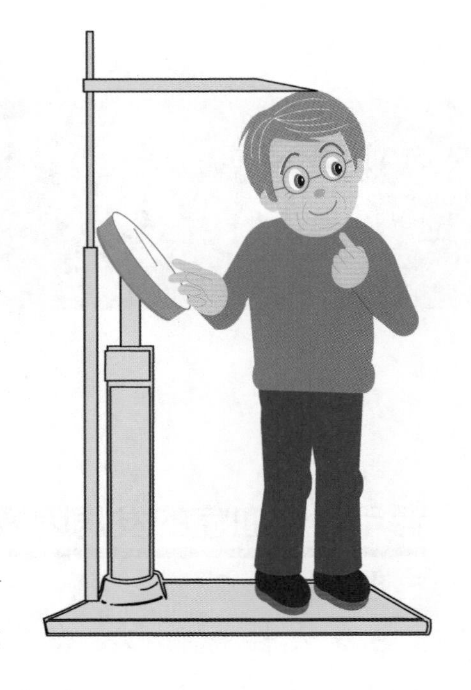

而理想体重为标准体重±10％，若实际体重超过标准体重的10%~20％为超重，超过20％为肥胖。实际体重低于标准体重的10%~20％或以上为体重不足或消瘦。例如：一名身高为175厘米的患者其标准体重为175-105=70（公斤）。

另一种计算方法为体重指数：

体重指数BMI=实际体重（公斤）/身高（平方米），即实际体重除以身高的平方。亚洲人一般为小于23，若大于23则为超重，若大于25为肥胖。

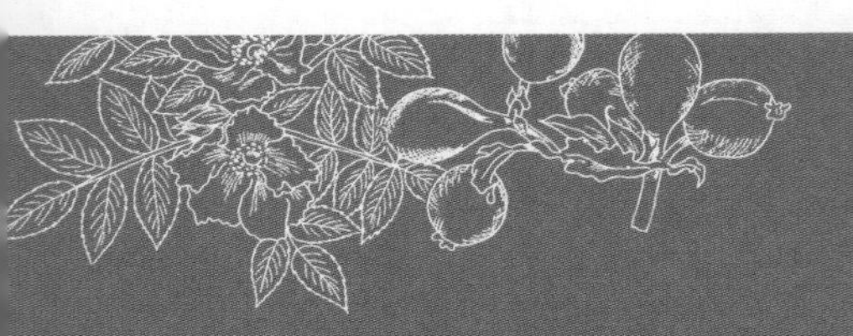

高脂血症

老年高脂血症的发病因素与临床表现有哪些？

原发性高脂血症多为遗传性，由酶异常引起，目前病因不明确。老年人脂代谢异常，多因肥胖、饮酒、服用抗高血压药物、饮食和高胰岛素血症时发生。主要症状有以下。

1. 头晕、耳鸣、头胀、失眠健忘、脑动脉硬化、脑栓塞。

2. 有糖尿病病史，体态肥胖。

3. 胸闷、心慌、常发作心绞痛，心电图提示冠心病，重者可心肌梗死。

4. 视物不清、两眼干涩，眼底动脉硬化。

5. 肝区隐痛、B超提示脂肪肝。

6. 下肢麻木疼痛、间歇性跛行，出现下肢闭塞性动脉硬化。

老年高脂血症的治疗措施有哪些?

1. 膳食调理。饮食控制是治疗血脂异常的基础，特别是糖尿病和肥胖病人。脂肪热量应占总热量的10%~30%，其中饱和脂肪酸≤10%，单不饱和脂肪酸和多不饱和脂肪酸各占10%，胆固醇含量应＜300mg/d，碳水化合物占总热量的50%~60%，同时补充维生素E，以免体内过氧化脂质生成增加，高纤维饮食、各种豆类及其制品也具有降低血脂的作用。

2. 运动与戒烟。适当运动，利于降低体重，改善OGTT（口服葡萄糖耐量试验）异常。

3. 病因治疗。明确病因，对症治疗。

4. 药物治疗。轻度高脂血症不用降脂药物。饮食控制、运动和原发病治疗3个月，效果差者，可加服血脂调节剂。

老年高脂血症的日常保健方法有哪些?

1. 限制总能量。老年人的基础代谢率减低，能量需要量要比成年人低。有高脂血症的老年人则更应严格控制能量的摄入，每人每天的能量摄入要控制在29千卡/千克体重之内，折合主食每天不宜超过300克。营养学家给老年人推荐的食品有：馒头、米饭、面包、豆腐、豆浆、牛奶、瘦肉、鱼类以及各种蔬菜、水果。

2. 饮茶戒烟限酒。实验研究证明：各种茶叶均有降低血脂、促进脂肪代谢的作用，因此，高脂血症的老年人不妨多饮茶。科学研究表明，长期吸烟或是酗酒均可干扰血脂代谢，使胆固醇和甘油三酯上升，所以老年人最好是戒烟限酒。

3. 高纤维饮食。食物中的食物纤维可与胆汁酸相结合，增加胆盐在粪便中的排泄，降低血清胆固醇浓度。富含食物纤维的食物主要有粗粮、杂粮、干豆类、蔬菜、水果等。每人每天摄入的食物纤维量以35~45克为宜。

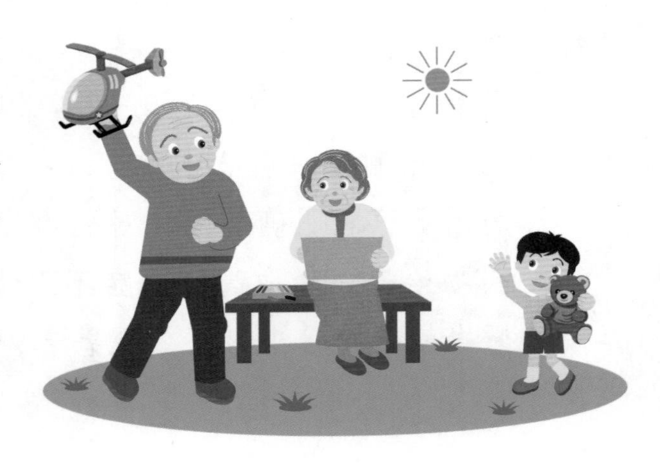

4. 低脂低胆固醇饮食。高脂血症的老年人要严格控制动物脂肪或胆固醇的摄入，食油以富含不饱和脂肪酸的植物油为主，如麻油、花生油、豆油，蛋类每天不超过 1 个或 2~3 天 1 个鸡蛋。

5. 优化生活方式。高脂血症老年患者应注意生活方式要有规律性。适当参加体育活动和文娱活动，保持良好心态，尽量避免精神紧张、情绪过分激动、经常熬夜、过度劳累、焦虑或抑郁等不良心理和精神因素对脂质代谢产生不良影响。

痛　风

痛风的临床表现是什么？

1.急性痛风关节炎。急性痛风关节炎是痛风的首发症状，几乎见于所有患者。典型发作起病急骤，多于午夜因剧痛而惊醒，最易受累部位是拇趾关节，其他依次是踝、跟、腕、指、肘等关节，极少发生于躯干的关节如髋、肩、脊柱等。发作数小时内关节即可出现红肿热痛和活动受限。疼痛剧烈者可似刀割，无法忍受，也有疼痛较轻，关节微红而能照常活动者。

较大关节受侵犯时，可出现关节腔积液。发作常呈现自限性，数小时、数天、数周自然缓解，关节红肿热痛完全消退后，局部可出现本病特有的脱屑和瘙痒，关节活动恢复正常。缓解期长短不定，数月、数年乃至终生。约20%的患者可伴有全身症状，包括畏寒、发热、乏力、头痛、恶心、全身酸痛、白细胞增多等全身症状。少数病人体温可高达39℃以上。全身症状的轻重与关节病变的严重程度成正比。

2. 慢性痛风性关节炎。慢性痛风性关节炎多由急性关节炎反复发作发展而来，每见于未经治疗或治疗而未达到治疗目的的患者。表现为多关节受累，发作较频，间歇期缩短，疼痛日渐加剧，甚至发作后疼痛亦不完全缓解。严重者，亦可累及肩、髋、脊柱、骶髂、胸锁、下颌等关节和肋软骨，表现为肩背痛、胸痛、肋间神经痛及坐骨神经痛。胸部的疼痛有时酷似心绞痛，尿酸盐在软骨、滑膜、肌腱和软组织等处沉积，造成组织断裂和纤维变性和软骨、骨破坏。软骨呈退行性变，有滑膜增厚，血管翳形成，骨质侵蚀缺损乃至骨折，加之痛风石增大，招致关节僵硬、破溃、畸形，严重的影响关节的活动，甚至生活无法自理。慢性关节炎期若不积极治疗，仍可反复出现急性发作，使关节损害进一步加重。

3. 痛风石。痛风石是痛风特征性损害，是由于尿酸单钠细针状结晶沉积所引起的一种慢性异物样反应，周围被单核细胞、上皮细胞、巨细胞所围绕，形成异物结节，引起轻度慢性炎症反应。痛风石除中枢神经系统外，可累及任何部位，最常见于关节内及附近与耳郭。呈黄白色大小不一的隆起，小如芝麻，大如鸡蛋，初起质软，随着纤维增生渐硬如石。数目及大小与病情有关，如病情不断发展，痛风石数目可逐渐增多、增大。关节附近因易磨损，加之结节隆起外表皮菲薄，易破溃成瘘管，有白色糊状物排出，瘘管周围组织呈慢性肉芽肿改变，不易愈合。

4. 痛风肾病。尸检证实，90%~100% 痛风患者有肾损害，临床统计约 1/3 的痛风患者有肾损害，其特征性病理变化是肾髓质或乳头处有尿酸盐结晶，其周围有圆形细胞和巨细胞反应呈慢性间质性炎症，导致肾小管变形，上皮细胞坏死，萎缩，纤维化，硬化，管腔闭塞，进而累及肾小球血管床。呈慢性经过。临床可有蛋白尿、血尿等渗尿，进而发生高血压，氮质血症等肾功能不全表现。尽管痛风患者有17%~25%死于尿毒症，但很少是痛风单独引起，常与高血压、动脉硬化、肾结石或感染等综合因素有关。

5. 尿酸性尿路结石。平均发生率为20%~25%，占全部泌尿系结石5%~10%。与血尿酸浓度，尿中尿酸排泄量，尿pH值有关。痛风病人尿液pH大多在6以下，故发生肾结石的机会较多。大约80%的病例为单纯尿酸结石，特点是X线不显影，其余为混有含钙盐或草酸盐的混合结石，X线可显影。结石可为单发或多发，累及双侧肾脏并不少见。痛风病人以肾结石为首发临床表现者十分少见。

6. 其他临床表现。其他临床表现以肥胖、原发性高血压，高脂血症、高胰岛素血症为特征的胰岛素抵抗综合征，其发生率愈来愈高，在中老年人中占重要地位，因常与痛风伴发。目前已把高尿酸血症及痛风列入代谢综合征中的一个表现。

痛风的治疗措施有哪些?

1. 药物治疗。对于早中期的病人，一般采取药物治疗并配合其他方法辅助治疗。

2. 膳食调理。多吃五谷杂粮、蛋类、奶类、水果、蔬菜等低嘌呤的食物，以及可利于尿酸排泄的碱性食物，推荐每日蔬菜的摄入量应达到500克，如青菜、红萝卜、黄瓜、番茄、白菜等碱性食物，还要多吃富含活性酶的食物和增加B族维生素及维生素C的摄入。

痛风患者的适宜食物有：冬瓜、赤小豆、梨子、苹果、葡萄、玉米、芦根。此外，痛风病人还宜食用胡萝卜、西红柿、丝瓜、菜瓜、荠菜、大白菜、茼蒿、洋葱、蕹菜、甘蔗、香蕉、柑橘、杏子、桃子、樱桃、栗子等。

痛风患者的禁忌食物有哪些?

（1）限制嘌呤摄入。正常人嘌呤摄取量为第天600~1000毫克。痛风患者应长期控制含嘌呤高的食物摄入，急性期每天摄入的嘌呤量应限制在每天150毫克，慢性期每天摄入的嘌呤量应限制在每天600毫克。在急性发作期，宜选用第一类含嘌呤少的食物；在缓解期，可增加含嘌呤中等量的第二类食物，但应适量，肉类每天不超过100克，应煮沸弃汤后食用。无论急性期或缓解期，均应避免含嘌呤高的第三类食物，如动物脏腑、沙丁鱼、凤尾鱼、蛤蜊、浓肉汤及鱼汤等。

（2）高蛋白、高脂肪膳食是痛风患者的禁忌。

（3）烹调时，油要适量，同时切记少吃油炸食物。

（4）避免饮酒，尤其是啤酒，咖啡及茶可适量饮用。

痛风的预防措施有哪些?

通常痛风的预防工作分为三级，一级预防是控制高尿酸血症，避免痛风发病；二级预防是及早检出并有效治疗痛风；三级预防是预防急性发作，防止痛风发展，使病情长期稳定，改善生活，提高生命质量。

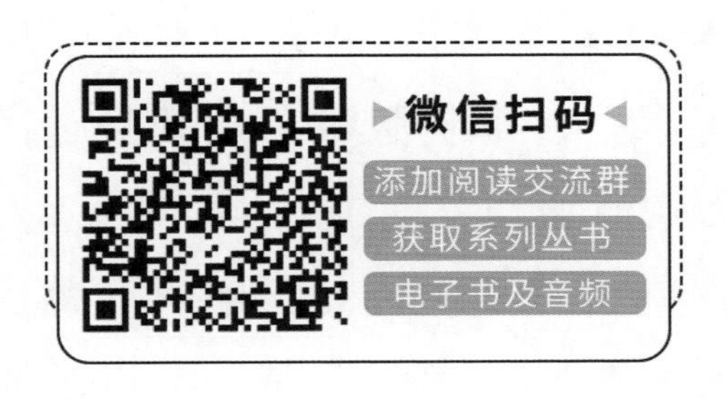

阿尔茨海默病（老年性痴呆）

阿尔茨海默病的发病因素有哪些?

阿尔茨海默病可能是一组异质性疾病，在多种因素（包括生物和社会心理因素）的作用下才发病。从目前研究来看，该病的可能因素和假说多达30余种，如家族史、女性、头部外伤、低教育水平、甲状腺病、母育龄过高或过低、病毒感染等。下列因素与该病发病有关。

1. 家族史。绝大部分的流行病学研究都提示，家族史是该病的危险因素。某些患者的家属成员中患同样疾病者高于一般人群，此外还发现先天愚型患病危险性增加。

2. 一些躯体疾病。如甲状腺疾病、免疫系统疾病、癫痫等，曾被作为该病的危险因素研究。有甲状腺功能减退史者，患该病的相对危险度高。该病发病前有癫痫发作史较多。偏头痛或严重头痛史与该病无关。

3. 头部外伤。头部外伤指伴有意识障碍的头部外伤，脑外伤作为该病危险因素已有较多报道。临床和流行病学研究提示严重脑外伤可能是某些该病的病因之一。

4. 其他。免疫系统的进行性衰竭、机体解毒功能削弱及慢病毒感染等，以及丧偶、独居、经济困难、生活坎坷等社会心理因素可成为发病诱因。

阿尔茨海默病的临床表现有哪些?

1. 遗忘期。第一阶段为轻度痴呆期（1~3年）。表现为记忆减退，对近事遗忘突出；判断能力下降，病人不能对事件进行分析、思考、判断，难以处理复杂的问题；工作或家务劳动漫不经心，不能独立进行购物、经济事务等，社交困难；尽管仍能做些已熟悉的日常工作，但对新的事物却表现出茫然难解，情感淡漠，偶尔激惹，常有多疑；出现时间定向障碍，对所处的场所和人物能做出定向，对所处地理位置定向困难，复杂结构的视空间能力差；言语词汇少，命名困难。

2. 精神错乱期。第二阶段为中度痴呆期（2~10年）。表现为远近记忆严重受损，简单结构的视空间能力下降，时间、地点定向障碍；在处理问题、辨别事物的相似点和差异点方面有严重损害；不能独立进行室外活动，在穿衣、个人卫生以及保持个人仪表方面需要帮助；计算不能；出现各种神经症状，可见失语、失用和失认；情感由淡漠变为急躁不安，常走动不停，可见尿失禁。

3. 痴呆期。第三阶段为重度痴呆期（8~12年）。患者已经完全依赖照护者，严重记忆力丧失，仅存片段的记忆；日常生活不能自理，大小便失禁，呈现缄默、肢体僵直，查体可见锥体束征阳性，有强握、摸索和吸吮等原始反射。最终昏迷，一般死于感染等并发症。

阿尔兹海默病的治疗措施有哪些？

1. 对症治疗

（1）抗焦虑药：如有焦虑、激越、失眠症状，可考虑用短效苯二氮䓬类药，如阿普唑仑、奥沙西泮、劳拉西泮和三唑仑。剂量应小且不宜长期应用。警惕过度镇静、嗜睡、言语不清、共济失调和步态不稳等副作用。增加白天活动有时比服安眠药更有效。同时应及时处理其他可诱发或加剧病人焦虑和失眠的躯体病，如感染、外伤、尿潴留、便秘等。

（2）抗抑郁药：阿尔茨海默病患者中约20%~50%有抑郁症状。抑郁症状较轻且历时短暂者，应先予劝导、心理治疗、社会支持、环境改善即可缓解。必要时可加用抗抑郁药。去甲替林和地昔帕明副作用较轻，也可选用多塞平和马普替林。近年来我国引进了一些新型抗抑郁药，如5-羟色胺再摄取抑制剂（SSRI）帕罗西汀、氟西汀，口服；舍曲林，口服。这类药的抗胆碱能和心血管副作用一般都比三环类轻。但氟西汀半衰期长，老年人宜慎用。

（3）抗精神病药：有助控制病人的行为紊乱、激越、攻击性和幻觉与妄想。但应使用小剂量，并及时停药，以防发生毒副反应。可考虑小剂量奋乃静口服。硫利达嗪的直立性低血压和锥体外系副作用较氯丙嗪轻，对老年病人常见的焦虑、激越有帮助，是老年人常用的抗精神病药之一，但易引起心电图改变，宜监测心电病。氟哌啶醇对镇静和直立性低血压作用较轻，缺点是容易引起锥体外系反应。

2. 益智药

（1）作用于神经递质的药物：胆碱能系统阻滞能引起记忆、学习的减退，与正常老年的健忘症相似。如果加强中枢胆碱能活动，则可以改善老年人的学习记忆能力。因此，胆碱能系统改变与阿尔茨海默病的认知功能损害程度密切相关，即所谓的胆碱能假说。拟胆碱治疗目的是促进和维持残存的胆碱能神经元的功能。这类药主要用于阿尔茨海默病的治疗。

（2）脑代谢赋活药物：此类药物的作用较多而复杂，主要是扩张脑血管，增加脑皮质细胞对氧、葡萄糖、氨基酸和磷脂的利用，促进脑细胞的恢复，改善功能脑细胞，从而达到提高记忆力的目的。

阿尔茨海默病的预防措施有哪些?

1. 每天两杯苹果汁。苹果汁可促进大脑中乙酰胆碱的产生。该物质与治疗阿尔茨海默病的首选药物安理申（多奈哌齐）成分相同。苹果汁具有提高记忆与学习的速度和准确度的功效。每天吃两个苹果也有相同作用。

2. 吃肉桂。吃肉桂有助于改善较弱和低效胰岛素（胰岛素不耐受），帮助其正常处理糖分。肉桂有助于防止阿尔茨海默病的发生。肉桂可加入食物和饮料中，每天半茶匙至1茶匙（250~500毫克）肉桂粉就足够多了。

3. 喝咖啡。喝咖啡可缓解大脑衰老。咖啡具有抗炎功效，有助于防止中风、抑郁症和糖尿病等多种慢性疾病。多项研究表明喝咖啡有助于降低老年性痴呆症和早老性痴呆症危险。芬兰一项大规模研究发现，中年女性每天喝咖啡3~5杯，20年后，其早老性痴呆危险降低65%。英国梅奥诊所专家建议，每天喝咖啡2~4杯。

4. 多受教育。多项研究发现，接受正规教育年数越多，阿尔茨海默病危险就越小。大学教育强化学生注意力、阅读能力等脑力活动，有助刺激脑细胞之间的联系。

5. 多社交。多社交有助于改善认知能力。多与朋友外出进餐或参加体育活动、旅行、聚会、看电影、听音乐会、参加各种俱乐部、参加社区志愿活动、常看亲朋好友等活动，都有助于改善记忆和思维能力。

6. 保护视力。密歇根大学最新研究发现，保持良好视力，阿尔茨海默病危险减少63%。如果视力不好，每年看一次眼科，并接受相应治疗，阿尔茨海默病危险也会减少64%。眼睛可反应和影响大脑功能，特别是老年人群，视力不好，一定要及时就医。

7. 每日沉思冥想。经常沉思有助于增加大脑灰色物质，有助大脑修复。每天沉思冥想几分钟有助于保护大脑敏锐性，降低早老性痴呆危险。沉思冥想还有助于降低高血压水平、减轻压力、抑郁和炎症程度，改善血糖和胰岛素水平，促进大脑血液流动。

8. 地中海饮食。“绿叶蔬菜＋橄榄油＋少量葡萄酒”的地中海饮食，可以使发病率降低一半。无论你居住在何处，地中海饮食都有助于防止记忆衰退和老年性痴呆症。地中海饮食还包括鱼类、坚果、豆类、西红柿、洋葱和大蒜等。地中海饮食所含丰富的抗氧化剂是抗衰老的关键。

9. 室外散步。散步有助于平静情绪和改善短期记忆，每天可以花 1 小时散步、逛街、游植物园等。在植被茂密的地方散步可使注意力和短期记忆改善 20%。多接触大自然，有益大脑健康。无论冬夏，室外散步的效果都一样好。

10. 减少食糖摄入量。吃糖太多会增加早老性痴呆风险。专家建议，不要饮用导致肥胖症的含糖软饮料。糖摄入来源最好是蔬果和其他自然甜味剂来源。可饮用矿泉水、不加糖的冰茶等。

脑卒中

脑卒中的发病因素与临床表现有哪些?

脑卒中分为缺血性脑卒中和出血性脑卒中。缺血性脑卒中又叫脑梗死，包括脑血栓形成、脑栓塞、腔隙性缺血性脑卒中和多发性缺血性脑卒中，是指脑血管狭窄或闭塞，导致脑血流阻断而使脑组织发生缺血缺氧、软化甚至坏死，致使脑血管功能障碍，引起相关症状。出血性卒中一般是指因脑出血所引起的昏迷和瘫痪，按其病理改变可分为脑出血、蛛网膜下腔出血两类。

1.缺血性脑中风（脑梗死）
2.出血性脑中风（脑溢血）

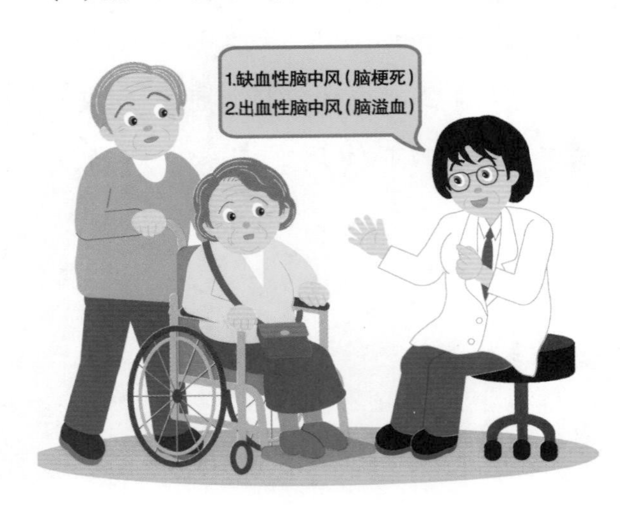

脑卒中临床上表现为一过性或永久性脑功能障碍的症状和体征，如猝然昏倒、不省人事或突然发生口

眼呙斜、半身不遂、说话不清、智力障碍等症状。

比较明确的产生脑卒中的病因有以下几种。

1.动脉损害。因血管壁产生病变后引起脑出血或脑血栓，如动脉硬化、血管炎、外伤、肿瘤、先天异常等；由于有心力衰竭、心房纤颤、传导阻滞、心瓣膜病引起脑供血不足或脑栓塞等。

2.血管压迫。主要因血管受到压迫而产生病变。如颈椎病、肿瘤、异物等。

3.血液动力学改变。因高血压、低血压等引起脑出血或脑梗死等。

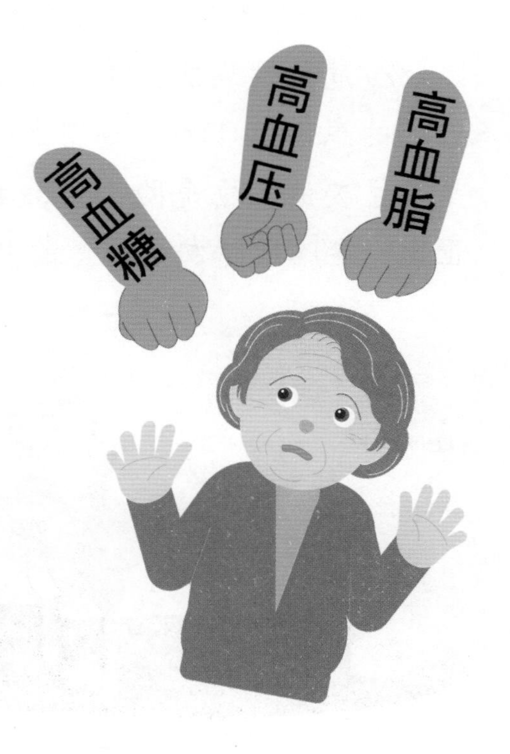

4.血液流变学异常。由于高脂血症、糖尿病、高蛋白血症、脱水等导致的血液黏稠度升高等。

5.血液成分改变。各种栓子（风湿性心脏病伴房颤附壁血栓脱落，减压病，长骨骨折脂肪血栓，空气栓子），红细胞异常（红细胞增多症），血小板异常(血小板积聚度增高，血小板增多症),白细胞异常(白血病),凝血因子异常(DIC，高凝状态），等等，均可使血液成分发生改变，而引起脑中风。

6. 一些继发因素。肿瘤（癌栓子，肿瘤坏死或侵袭动脉出血）。

脑卒中的危险因素有哪些?

脑卒中的危险致病因素主要有以下几个方面。

1. 危险性年龄。中老年人多见，约有 90% 的脑卒中发生于 40 岁以上的人。

2. 危险性疾病：①高血压病（主要指高血压第二期和第三期的患者）。无论是出血性中风还是缺血性中风，高血压是最主要的独立危险因素，血压与中风的发病率和死亡率成正比；在脑动脉发生病变的基础上，当病人的血压突然升高，就很容易引起中风。②心脏病，如风湿性心脏病、冠心病。特别是伴心律失常或心肌梗死者，为缺血性脑中风的危险因素。心房颤动可引起栓子脱落造成脑栓塞。③血脂异常，

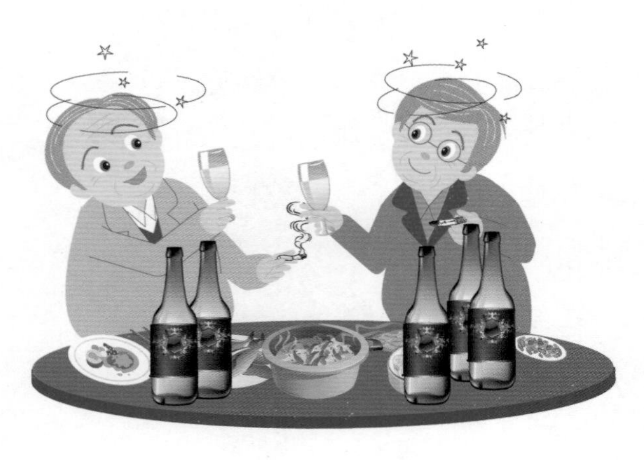

极低密度脂蛋白、低密度脂蛋白是引起动脉粥样硬化的最主要脂蛋白，高脂蛋白是缺血性脑卒中的独立危险因素。④糖尿病。由于糖尿病患者胰岛 β 细胞分泌胰岛素绝对或相对不

足，引起糖、脂肪和蛋白质代谢紊乱，其中以糖代谢紊乱为主。胰岛素不足使葡萄糖转化为脂肪而使葡萄糖的贮存量减少，大量脂肪被分解成甘油三酯和游离脂肪酸，尤以胆固醇增加更为显著，以致造成高脂血症，加速糖尿病患者动脉硬化，一般来说，糖尿病患者常伴有微血管病变和大动脉硬化两种病变。⑤急性脑血管病史。以往发生过短暂脑缺血发作和中风史，都是脑中风的重要危险因素。

3. 危险性习惯。饮食不洁，暴饮暴食，长期吸烟，过度饮酒，过度劳累，超量运动或不愿活动者。饮酒和高血压关系密切，且为脑卒中主要危险因素。酒精能促使血小板凝集，促发凝血反应和引起脑血管痉挛；烟草中含有大量的尼古丁，尼古丁可使人的体重下降、食欲减轻，但同时又有胰岛素抵抗和皮质醇增加，这些都是导致血糖和血压升高的因素，最终形成以上原因导致脑卒中。吸烟作为脑卒中的独立因素，及时戒烟对脑中风有预防作用，尤其是对60岁以下的高血压患者，或伴有心肌病、糖尿病及高脂血症等其他并发症的患者，更应该进行切实有效的戒烟。

4. 危险性素质。肥胖、情绪不稳定（易悲伤、易怒）等。肥胖者内分泌和代谢功能紊乱，血中胆固醇、甘油三酯增高，高密度脂蛋白降低等因素与脑卒中有关。此外，胖人还常伴有糖尿病、高血压、冠心病等疾病，这些都是中风的危险因素。

5. 遗传因素。家庭中有脑卒中病人，其子女的发病可能性明显增高。

6. 危险性季节和发病时间。脑卒中好发于秋冬季，并且清晨是中风的好发时刻。

脑卒中发作的前兆是什么？

大量临床经验证明只有少数病人在中风之前没有任何征兆，绝大多数病人都有以脑部瞬间缺血的表现而发出的各种信号。

1. 瞬间失明或者视力模糊。这个兆头一般持续时间很短，仅仅几秒钟，但少数人可达数分钟。这是因为大脑后动脉变窄，供血不足，影响了枕叶的视觉中枢。

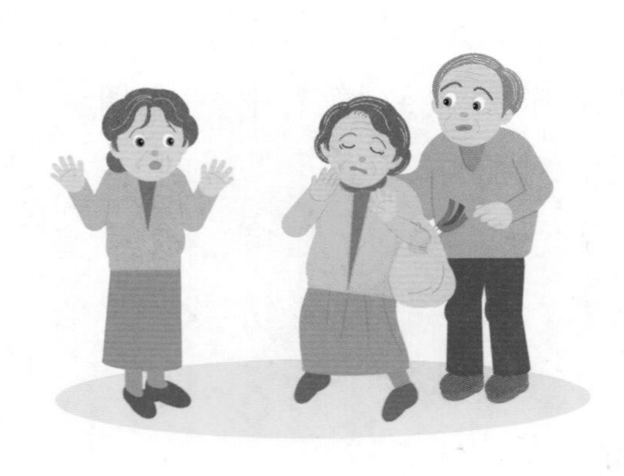

2. 出现难以忍受的局限性头痛，形式和平常完全不同。如头痛由全头痛变为局限性头痛，间歇性头痛变为持续发作，或者伴有恶心、呕吐等症状，这常是蛛网膜下腔出血或者脑出血的先兆。

3. 一侧肢体突发无力或活动不灵。时发时停，不能自主。

4. 出现一侧上下肢、半侧面部或口周的阵阵麻木。

5. 出现嗜睡状态，整日昏昏沉沉，总想睡觉。

6. 说话吐字不清，讲话不灵或一侧口角无力，流口水。

7. 突然出现原因不明的跌倒或晕倒。

8. 原因不明的局部或全身抽搐。

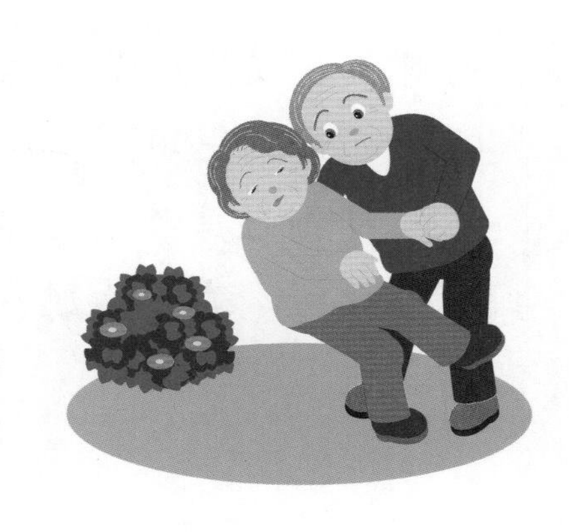

9. 鼻出血，特别是频繁性鼻出血，则常为高血压脑出血的先兆。

10. 出现精神改变，如突然出现记忆力减退，性格改变或精神失常者。

11. 其他，如有心脑血管疾病者，出现频繁的无诱因哈欠等。

脑卒中的后遗症有哪些?

1. 麻木：是比较常见的脑卒中后遗症，表现为患侧肢体，尤其是肢体的末端，如手指或脚趾、或偏瘫侧的面颊部皮肤有蚁爬感觉，或有针刺感，或表现为刺激反应迟钝。麻木常与天气变化有关，天气急剧转变、潮湿闷热，或下雨前后，天气寒冷等情况下，麻木感觉尤其明显。

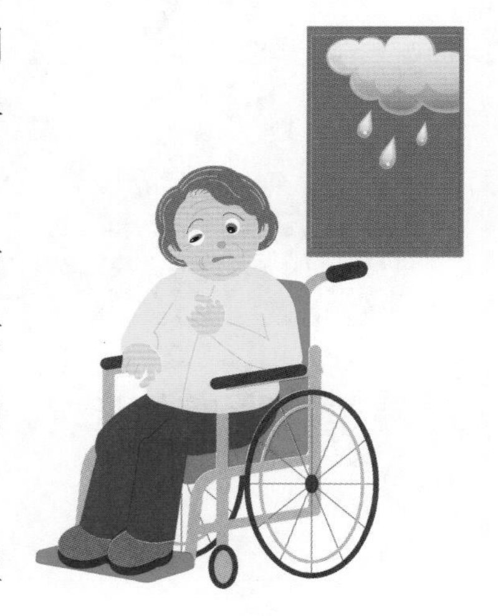

2. 嘴㖞眼斜：一侧眼袋以下的面肌瘫痪，表现为鼻唇沟变浅，口角下垂，露齿。鼓颊和吹哨时，口角斜向健侧，流口水，说话时更为明显。

3. 中枢性瘫痪：又称上运动神经

元性瘫痪，或称痉挛性瘫痪、硬瘫。主要表现为肌张力增高，腱反射亢进，出现病理反射，呈痉挛性瘫痪。

4. 周围性瘫痪：又称下运动神经元性瘫痪，或称弛缓性瘫痪、软瘫。表现为肌张力降低，反射减弱或消失，伴肌肉萎缩，但无病理反射。

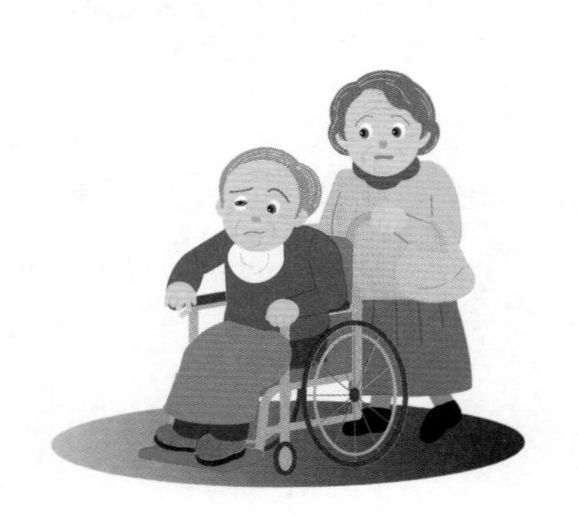

5. 偏瘫：又叫半身不遂，是指一侧上下肢、面肌和舌肌下部的运动障碍，它是急性脑血管病的一个常见症状，也是常见的脑中风后遗症。

6. 语言障碍：失语是脑血管病的一个常见症状，主要表现为对语言的理解或表达能力全部或部分丧失。

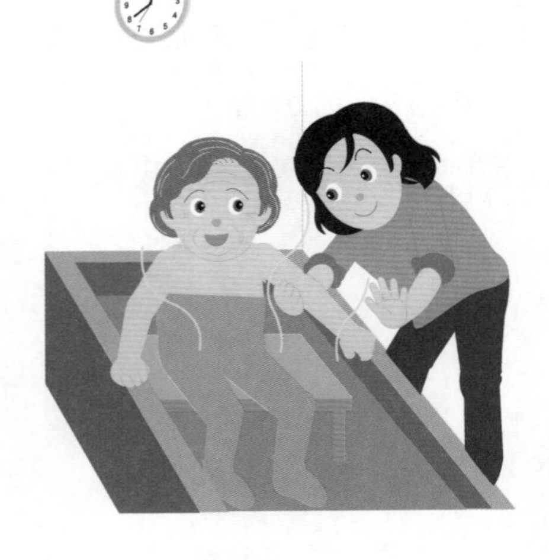

7. 失认：指病人认识能力的缺失，它包括视觉、听觉、触觉及对身体部位认识能力的缺失，是脑中风的症状之一。

8. 失用：即运用不能，病人肢体无瘫痪，也无感觉障碍和共济失调，但不能准确完成有目的的动作。失用包括观念运动性失用、观念性失用、结构性失用等。

脑卒中的预防措施有哪些?

预防脑卒中，就要把脑卒中的危险因素尽可能降到最低。具体包括。

1. 控制高血压、高脂血症、糖尿病、心脏病等易诱发脑卒中的病症。高血压病人要保持情绪平稳，少做或不做易引起情绪激动的事；要遵医嘱服用降压药物，保持血压稳定。患有高脂血症或肥胖者，关键是建立健康的饮食习惯，多吃新鲜蔬菜和水果，少吃脂肪高的食物如肥肉和动物内脏等，还要遵医嘱按时服用降血脂药物，以防治动脉粥样硬化；糖尿病与其他疾病如心脏病、脉管炎患者等也要时刻注意病情的控制，以防引起脑卒中。

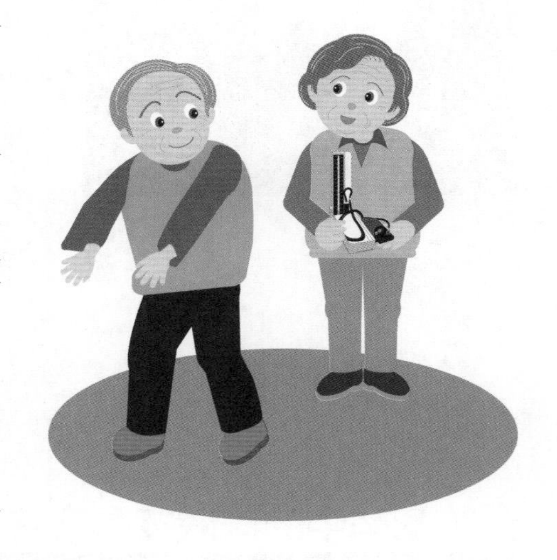

2. 注意中风的先兆，及时采取必要措施。大部分病人在脑中风发作前都有一定的症状，如常有血压升高、波动，头痛头晕、手脚麻木无力等先兆，发现后要尽早采取措施加以控制，积极治疗，防止其发展为脑血栓。

3. 注意气象因素的影响。季节与气候变化会使高血压病人情绪不稳，血压波动，诱发脑卒中，在这种时候更要防备脑卒中的发生。

4. 在饮食上要清淡有节制，日常饮食注意多吃果蔬，果蔬中含有大量维生素C，维生素C的浓度越高，脑中风的发病危险就越低；维生素C还是一种有效的抗氧化剂，能够清除体内自由基降低患心脏病和脑中风的风险；另外，蔬菜水果中富含膳食纤维，可以起到抑制总胆固醇浓度升高，从而防止动脉硬化、预防心血管疾病及脑中风的作用。

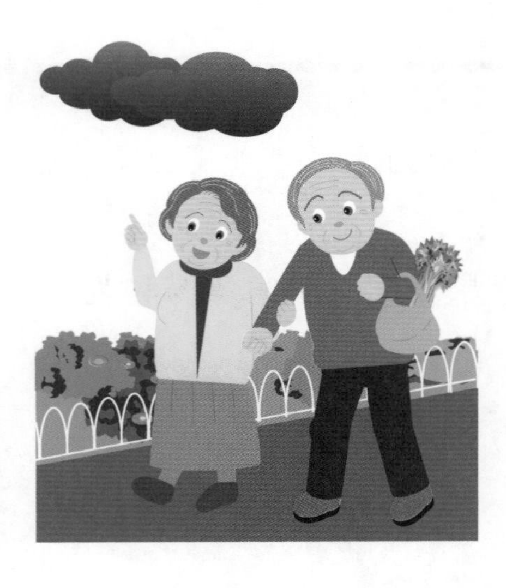

5. 戒烟酒，适量活动，保持平和心态，戒急戒躁，情绪平稳。

预防脑卒中的保健按摩方法有哪些?

1. 头皮按摩。双手十指张开，手指接触头皮，从前往后梳理头发直至项后，按揉颈部，连续10次。每日早中晚3次。可以改善脑供血，辅助治疗头晕、头痛。

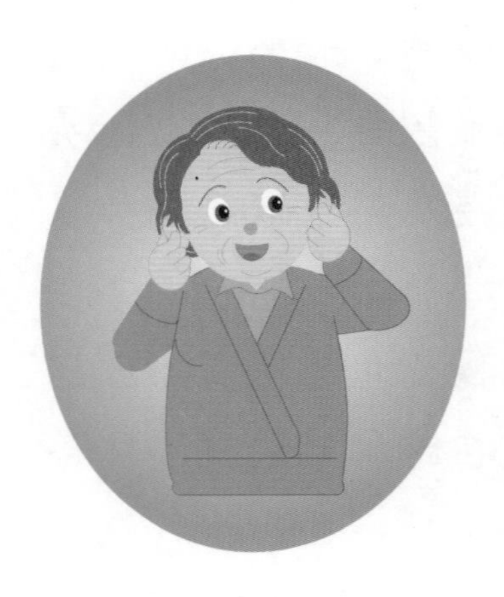

2. 眼部按摩。活动眼球：眼球以顺时针和逆时针方向转动，以达到运动目的；黎明时，两手互相摩擦，感觉发热后，将手掌覆于两眼上，反复

3次，后将食指、中指、无名指轻轻按压眼球片刻。可以明目、养神。

3. 面部按摩。两手张开，从前额至下颌，以及太阳穴、鼻梁两侧，用指腹按揉。可以防治头痛、头晕，改善感冒、鼻塞症状。

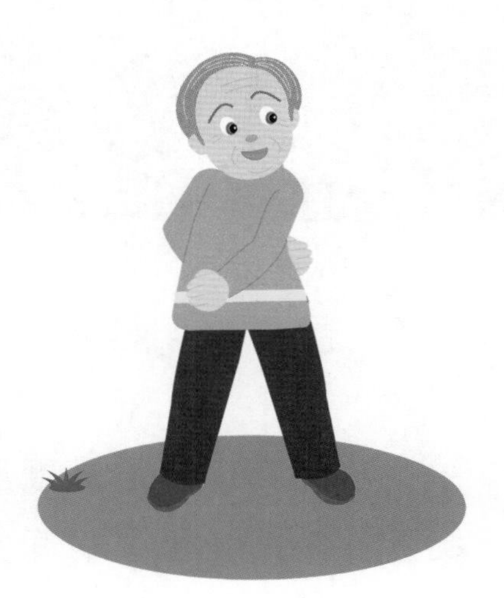

4. 耳部按摩。用两只手掌按压耳孔再突然放开，连续做10次，再用双手拇指、食指将耳郭由上至下按摩30次、耳垂按摩30次，以耳部感觉发热为度。可以清脑兴神，预防脑中风。

5. 舐腭、叩齿、吞津。舌尖要经常抵在上腭处，以增加唾液分泌；上下牙齿要经常叩击，以固齿生津；唾液不宜经常吐掉，而应咽下，以帮助肠胃消化，增进食欲。

6. 经常捶背。两腿分开站立，全身放松，两手半握拳，转腰，两拳随腰部转动，前后交替叩打背部及腹部，左右转腰一次，可连续做3~5分钟，逐渐叩击各个部位，叩击先下后上，再自上而下。捶背可以促进气血运行，调和身体机能，预防脑中风。

7. 足部按摩。用温水泡脚后，一只手握脚趾，另一手摩擦足心100次，以热为度，两脚交替摩擦。可以兴奋神经，使神经和内分泌活动更加协调，增强大脑和心脏功能，防治脑卒中。

帕金森病

帕金森病又名震颤麻痹，是一种常见的中老年人神经系统变性疾病。主要病变在黑质和纹状体。震颤、肌强直及运动减少是帕金森的主要临床特征。

帕金森病的发病因素是什么？

帕金森病的确切病因至今未明。遗传因素、环境因素、年龄老化、氧化应激等均可能参与帕金森病多巴胺能神经元的变性死亡过程。

1．老龄化。帕金森病的发病率和患病率均随年龄的增高而增加。帕金森病多在60岁以上老年人发病，这提示衰老与发病有关。资料表明随年龄增长，正常成年人脑内黑质多巴胺能神经元会渐进性减少。但65岁以上老年人中帕金森病的患病率并不高，因此，年龄老化只是帕金森病发病的危险因素之一。

2.遗传因素。遗传因素在帕金森病发病机制中的作用越来越受到学者们的重视。自20世纪90年代后期第一个帕金森病致病基因α-突触核蛋白的发现以来，目前至少有6个致病基因与家族性帕金森病相关。但帕金森病中仅5%~10%有家族史，大部分还是散发病例。遗传因素也只是帕金森病发病的因素之一。

3.环境因素。环境中一些类似1-甲基-4苯基-1,2,3,6-四氢吡啶（MPTP）的化学物质有可能是帕金森病的致病因素之一。

4.其他。除了年龄老化、遗传因素外，脑外伤、吸烟、饮咖啡等因素也可能增加或降低罹患帕金森病的危险性。吸烟与帕金森病的发生呈负相关，这在多项研究中均得到了一致的结论。咖啡因也具有类似的保护作用。严重的脑外伤则可能增加患帕金森病的风险。

帕金森病的临床表现是什么?

帕金森病起病隐袭，进展缓慢。首发症状通常是一侧肢体的震颤或活动笨拙，进而累及对侧肢体。临床上主要表现为静止性震颤、运动迟缓、肌强直和姿势步态障碍。近年来人们越来越多地注意到抑郁、便秘和睡眠障碍等非运动症状也是帕金森病患者常见的主诉，它们对患者生活质量的影响甚至超过运动症状。

1.静止性震颤动。约70%的患者以震颤为首发症状，多始于一侧上肢远端，静止时出现或明显，随意运动时减轻或停止，精神紧张时加剧，入睡后消失。手部静止性震颤在行走时加重。典型的表现是频率为4~6Hz的“搓丸样”震颤。部分患者可合并姿势性震颤。

2.肌强直。检查者活动患者的肢体、颈部或躯干时可觉察到有明显的阻力，这种阻力的增加呈现各方向均匀一致的特点，类似弯曲软铅管的感觉，故称为“铅管样强直”。患者合并有肢体震颤时，可在均匀阻力中出现断续停顿，如转动齿轮，故称“齿轮样强直”。

3.动作迟缓。运动迟缓指动作变慢，始动困难，主动运动丧失。患者的运动幅度会减少，尤其是重复运动时。根据受累部位的不同运动迟缓可表现在多个方面：面部表情动作减少，瞬目减少称为面具脸；说话声音单调低沉、吐字欠清。写字可变慢变小，称为“小写征”；洗漱、穿衣和其他精细动作可变得笨拙、不灵活；行走的速度变慢，常曳行，手臂摆动幅度会逐渐减少甚至消失，步距变小；因不能主动吞咽致唾液不能咽下而出现流涎；夜间可出现翻身困难。

在疾病的早期，患者常常将运动迟缓误认为是无力，且常因一侧肢体的酸胀无力而误诊为脑血管疾病或颈椎病。因此，当患者缓慢出现一侧肢体的无力，且伴有肌张力的增高时应警惕帕金森病的可能。

4.姿势步态障碍。姿势反射消失往往在疾病的中晚期出现，患者不易维持身体的平衡，稍不平整的路面即有可能跌倒。帕金森病患者行走时常常会越走越快，不易止步，称为慌张步态。晚期帕金森病患者可出现冻结现象，表现为行走时突然出现短暂的不能迈步，双足似乎粘在地上，须停顿数秒钟后才能再继续前行或无法再次启动。冻结现象常见于开始行走时（始动困难），转身，接近目标时，或担心不能越过已知的障碍物时，如穿过旋转门。

5. 非运动症状。帕金森病患者除了震颤和行动迟缓等运动症状外，还可出现情绪低落、焦虑、睡眠障碍、认知障碍等非运动症状。疲劳感也是帕金森病常见的非运动症状。

帕金森病的治疗措施有哪些?

1. 综合治疗。药物治疗是帕金森病最主要的治疗手段，左旋多巴制剂仍是最有效的药物。手术治疗是药物治疗的一种有效补充。康复治疗、心理治疗及良好的护理也能在一定程度上改善症状。目前应用的治疗手段主要是改善症状，但尚不能阻止病情的发展。

2. 用药原则。用药宜从小剂量开始逐渐加量。以较小剂量达到较满意疗效，不求全效。用药在遵循一般原则的同时也应强调个体化。根据患者的病情、年龄、职业及经济条件等因素采用最佳的治疗方案。药物治疗时不仅要控制症状，也应尽量避免药物副作用的发生，并从长远的角度出发尽量使患者的临床症状能得到较长期的控制。

3. 手术治疗。手术方法主要有两种，神经核毁损术和脑深部电刺激术（DBS）。神经核毁损术常用的靶点是丘脑腹中间核（Vim）和苍白球腹后部（PVP）。以震颤为主的患者多选取丘脑腹中间核，以僵直为主的多选取苍白球腹后部作为靶点。神经核毁损术费用低，且也有一定疗效，因此在一些地方仍有应用。脑深部电刺激术因其微创、安全、有效，已作为手术治疗的首选。帕金森病患者出现明显疗效减退或异动症，经药物调整不能很好地改善症状者可考虑手术治疗。手术对肢体震颤和肌强直的效果较好，而对中轴症状如姿势步态异常、吞咽困难等功能无明显改善。手术与药物治疗一样，仅能改善症状，而不能根治疾病，也不能阻止疾病的发展。术后仍需服用药物，但可减少剂量。继发性帕金森综合征和帕金森叠加综合征患者手术治疗无效。早期帕金森病患者、药物治疗效果好的患者不适宜过早手术。

帕金森病的预防措施有哪些？

目前尚无有效的预防措施阻止疾病的发生和进展。当患者出现临床症状时黑质多巴胺能神经元死亡至少在50%以上，纹状体DA含量减少在80%以上。因此，早期发现临床前患者，并采取有效的预防措施阻止多巴胺能神经元的变性死亡，才能阻止疾病的发生与进展。如何早期发现临床前期患者已成为帕金森病研究领域的热点之一。基因突变以及快速动眼睡眠行为障碍、嗅觉减退等帕金森病的非运动症状可出现在运动症状出现之前数年，它们可能是帕金森病发生的早期生物学标记物，多个生物标记物的累加有可能增加罹患帕金森病的风险。流行病学证据显示每天喝 3 杯绿茶可以降低患帕金森病的风险，维生素 E、辅酶 Q_{10} 以及鱼油等可能对神经元有一定的保护作用。

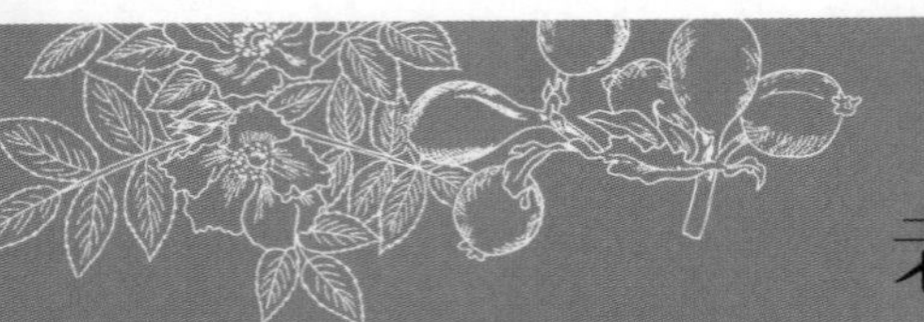

老年抑郁症

老年抑郁症的发病因素与临床表现有哪些?

目前病因尚不明确，可能与遗传、大脑解剖结构和病理改变、生化和社会心理等因素有关。这些因素错综复杂并相互交织，对抑郁的发生均有明显影响。

典型抑郁发作表现为情绪低落、思维迟缓及言语活动减少等。老年抑郁发作的临床症状常不太典型，与青壮年期患者存在一些差别，认知功能损害和躯体不适的主诉较为多见。

1. 情感低落，是抑郁症的核心症状。主要表现为持久情绪低落，患者常闷闷不乐、郁郁寡欢、度日如年；既往有的兴趣爱好也变得没意思，觉得生活变得枯燥乏味，生活没有意义；提不起精神，高兴不起来，甚至会感到绝望，对前途无比失望，无助与无用感明显，自责自罪。半数以上的老年抑郁症患者还可有焦虑和激越，紧张担心、坐立不安，有时躯体性焦虑会完全掩盖抑郁症状。

2. 思维迟缓。抑郁症患者思维联想缓慢，反应迟钝。老年抑郁症患者大多存在一定程度认知功能（记忆力、计算力、理解和判断能力等）损害的表现，比较明显的为记忆力下降，需与老年期痴呆相鉴别。痴呆多为不可逆的，而抑郁症则可随着情感症状的改善会有所改善，预后较好。

3. 意志活动减退。患者可表现行动缓慢，生活懒散，不想说话（言语少、语调低、语速慢）；不想做事，不愿与周围人交往。总是感到精力不够，全身乏力，甚至日常生活都不能自理。不但既往对生活的热情、乐趣减退或丧失，越来越不愿意参加社交活动，甚至闭门独居、疏远亲友。

4. 自杀观念和行为。严重抑郁发作的患者常伴有消极自杀观念和行为。老年抑郁症患者的自杀危险性比其他年龄组患者大得多，尤其抑郁与躯体疾病共病的情况下，自杀的发生率较高。因此患者家属需加强关注，严密防备。

5. 躯体症状。此类症状很常见，主要表现为疼痛综合征，如头痛、颈部痛、腰酸背痛、腹痛和全身的慢性疼痛；消化系统症状，如腹胀腹痛、恶心、嗳气、腹泻或便秘等；类心血管系统疾病症状，如胸闷和心悸等；自主神经系统功能紊乱，如面红、潮热出汗、手抖等。大多数人还会表现为睡眠障碍，入睡困难，睡眠浅且易醒，早醒等。体重明显变化、性欲减退等。

6. 疑病症状。患者往往过度关注自身健康，以躯体不适症状为主诉（消化系统最常见，便秘、胃肠不适是主要的症状），主动要求治疗，但往往否认或忽视情绪症状，只认为是躯体不适引起的心情不好。

老年抑郁症的治疗措施有哪些?

1. 药物治疗

（1）用药注意事项：①个体化用药（专科医生指导用药）是必须遵循的用药原则。开始用药从小剂量逐渐增至治疗量，停药时也应逐渐递减，以免引起停药反应。②老年患者肝肾功能减退，药物代谢慢，所以老年人用药剂量相对较低。③老年患者对药物不良反应耐受力低，故应尽量选择不良反应较小的药物。④老年患者常伴有躯体疾病（如帕金森病、心脏病、高血压、糖尿病、青光眼等），在治疗时既要考虑周全，又要注意各种药物的相互影响。⑤治疗同样疗程要充分，持续维持治疗非常重要，疗程相对要长些。

（2）抑郁发作治疗的药物选择：①三环类抗抑郁剂有许多不良反应，最常见的是嗜睡、心动过速、口干、视物模糊、便秘和震颤等。②选择性 5- 羟色胺再摄取抑制剂目前已在临床上应用的有氟西汀、帕罗西汀、氟伏沙明、舍曲林和西酞普兰。这类药的不良反应比较少，更易耐受、更安全，比较适合老年患者使用。③其他新型抗抑郁药有文拉法辛、米氮平和曲唑酮。

2. 心理治疗。心理治疗非常重要，抗抑郁药合并心理治疗属于治标又治本的办法，疗效远远高于单用抗抑郁药或心理治疗。心理治疗可改善预后，有助于预防复发。

老年抑郁症的预防措施有哪些?

预防老年抑郁症，同时需要老年人自己和家人的共同努力。首先自己要多参加集体活动，多结交朋友，培养兴趣爱好，积极进行户外活动；其次子女多关心、陪伴、支持，营造良好的家庭氛围。

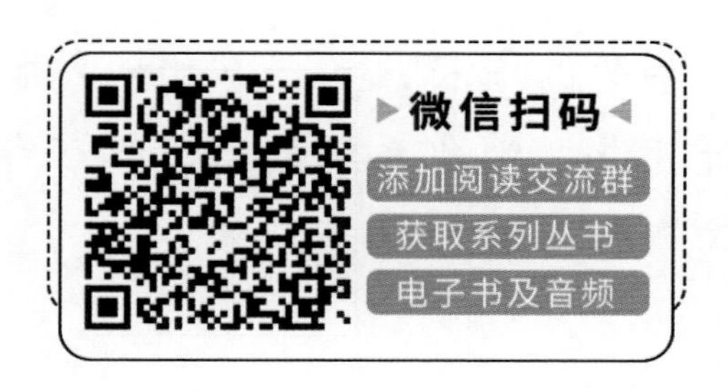

消化系统疾病

老年人消化系统的改变与特点是怎样的?

老年人随着年龄的增长，各器官组织结构和生理功能都先后发生退行性变化。消化系统的退行性变化主要表现在消化器官组织萎缩变性，胃肠运动功能减弱，胃肠分泌功能的减退，具体改变如下。

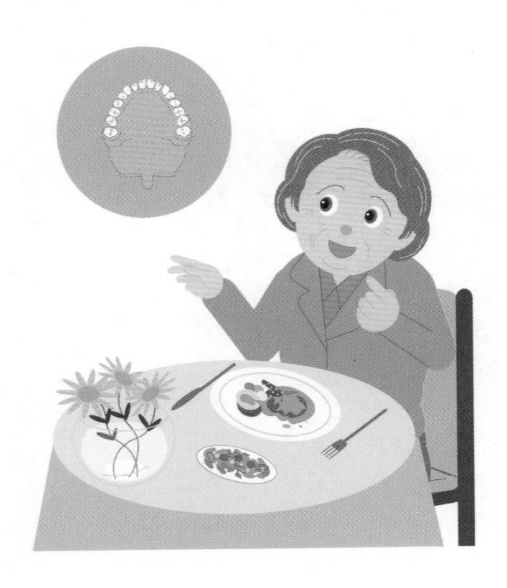

1. 口腔的改变。进入老年后，首先是牙齿开始松动和逐渐脱落，牙齿的脆性增加，牙龈萎缩，咀嚼肌亦逐渐萎缩，咀嚼能力日益下降。老年人的味蕾约有半数发生萎缩，致使老年人味觉迟钝，辨别甜、酸、苦、咸的滋味不灵，常感到饮食无味。

2. 老年人口腔黏膜上皮明显萎缩，口腔中最薄的颊黏膜厚度与早产儿近似，其黏膜下组织可出现广泛的脂肪组织、胶原纤维和弹性纤维有增加倾向。这些组织走行紊乱或分离、萎缩和断裂，黏膜下组织的小动脉的管壁变肥厚，并由此引起管腔狭窄。

3. 老年人食管黏膜随着年龄的增加而逐渐萎缩，食管的蠕动及输送食物的功能亦逐渐减弱，与年轻人正常的食管肌肉节律性收缩蠕动不同，无蠕动作用的自发性收缩增加，即非前进性的局限性食管挛缩运动（又称食管第三期收缩），使食物不能迅速地被输送到胃内。出现胸骨后疼痛，吞咽困难。

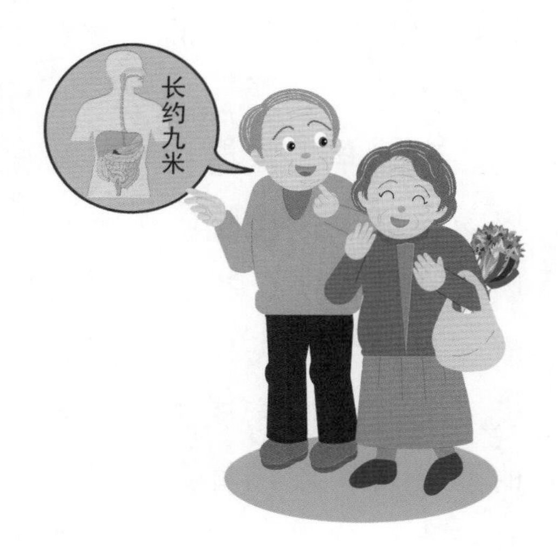

4. 老年人肌肉松弛，肌张力降低，食管通过膈肌裂孔处的韧带变长变细，膈肌变弱松弛，支持食管裂孔的周围组织也松弛，使裂孔变大，因而老年人的食管与胃连接部易移行到膈的上方，或胃的一部分经横膈的裂孔，向上伸入纵隔，形成食管裂孔症。70 岁以上的老年人食管裂孔症的发病率可高达 69%。

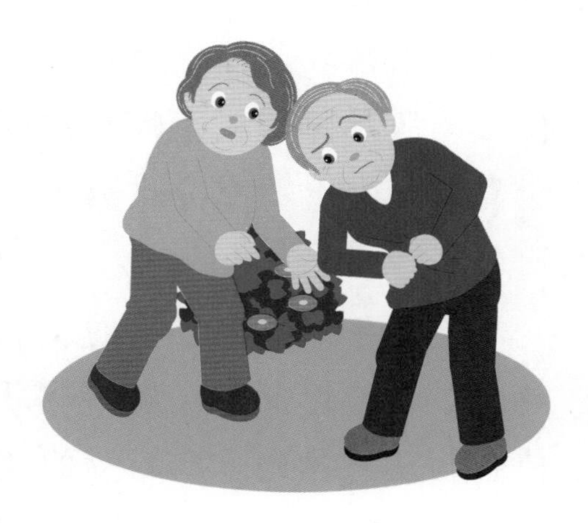

5. 老年人咽部食管运动功能减退，会厌软骨窝和梨状窝

常有食物或唾液停留附着，食管胸腔段蠕动时收缩力减退。

6. 老年人胃黏膜变薄。人到60岁后，即使没有消化道症状，亦都存在不同程度的胃黏膜萎缩。从显微镜下可见，老年人胃黏膜血管扭曲，管壁增厚，管腔狭窄，使胃供血不足，加上胃黏膜退行性变化，使黏膜营养不良，分泌功能下降，胃黏膜屏障功能降低，易发生慢性胃炎。老年人以萎缩性胃炎为多见。

7. 老年人幽门括约肌松弛，幽门及十二指肠蠕动失常，容易造成十二指肠液反流入胃（十二指肠内容物主要有胆汁、胰液和肠液），损害胃黏膜的屏障功能，使胃黏膜易受消化液作用而发生炎症、糜烂，从而形成充血性胃炎或糜烂性胃炎。同时，反流液中的胆汁、胰液等可溶解胃黏膜上皮细胞的脂蛋白，破坏胃黏膜屏障，使氢离子逆弥散入黏膜内，刺激肥大细胞释放组胺，在攻击因子、胃酸和胃蛋白酶的作用下形成溃疡。此外，老年人胃黏膜血流量明显低于年轻人，使胃黏膜屏障的完整性遭到破坏（胃黏膜屏障的完整性依赖于胃黏膜血流的充分供应）。因此，老年人胃溃疡的发生率比较高。

8. 老年人空腔脏器的衰老变化也表现在肌肉纤维萎缩，导致器官的扩张和松弛，平滑肌退化，弹性降低，蠕动力减弱，使食物从胃排到十二指肠的速度减慢（胃排空减慢），出现腹部饱胀等一系列功能性消化不良症状。老年人胃张力低下，膈肌松弛，活动力降低，胃肝韧带、胃脾韧带、胃结肠韧带松弛，可出现胃下垂。

成年人的胃具有很强的分泌功能，昼夜分泌 3000~3500 毫升胃液。胃酸的分泌量随年龄增长而减少，没有胃病的 65 岁以上老年人有 17% 为低胃酸症。老年人胃液分泌减少的同时，对消化起作用的胃酸、胃蛋白酶亦随年龄增加而逐渐减少，胃内盐酸相对缺乏，使胃的消化能力减弱。同时，胃酸降低，使细菌易于在胃内繁殖。

9. 肠道的改变与特点。老年人小肠壁内层的黏膜变薄，腺体萎缩，肠上皮细胞减少，消化酶的活性降低，所以老年人常表现出维生素 B_1、维生素 B_{12}、维生素 A、胡萝卜素、叶酸、铁、钙和微量元素不足及脂肪吸收减少。老年人小肠退行性改变还表现为小肠黏膜细胞数量减少，血管退行性改变，肠管血流量减少，因而小肠消化吸收功能亦明显下降。同时，由于小肠壁平滑肌的萎缩，在十二指肠乳头的肠系膜侧组织较弱区，抵抗力减弱更显著，在肠内压增高时，肠黏膜及黏膜下层容易疝出而形成十二指肠憩室。

老年人可见结肠黏膜萎缩，肌层变薄，张力降低，分泌黏液的腺体减少，肠壁肌肉发生退行性病变。

老年人结肠的分泌功能和运动功能随年龄增加而减弱，排空时间延长，集团运动不足，大便下降速度减慢，同时大肠黏液分泌减少，肠腔水分不足以润滑肠道，使大便排出困难，故老年人易患便秘。老年人由于血管退行性改变，可发生大肠供血不足，甚至发生缺血性改变即缺血性肠病。

10. 肝脏的改变与特点。老年人肝脏较年轻人肝脏明显缩小，肝细胞数量随年龄增加而逐渐减少，70 岁以后肝细胞数量减少明显，肝脏的体积亦缩小，一般在1000克以下，90岁老年人的肝脏只有年轻人肝脏重量的一半。肝脏逐渐呈褐色萎缩，包膜稍皱缩，边缘锐利，肝细胞功能呈亢进的超负荷表现，肝细胞内脂质大量地沉积。

肝血流量随年龄增加而减少，其减少程度可达40%~45%，在肝血流量下降的同时，肝细胞组织学改变明显，尤其是肝细胞核的变化更为显著，呈现空泡化。肝细胞各种酶的活性降低，合成白蛋白的能力下降，致使老年人血清中白蛋白减少。肝对内、外毒素的解毒功能降低，因此老年人对药物和乙醇十分敏感，易致药物或乙醇对肝脏的损害。老年人的肝脏可由于肝糖原的合成减少而有轻度的脂肪沉积。

11.老年人胆囊多数呈下垂倾向，可表现为黏膜的萎缩，弹力纤维退化、弛缓，胆囊管弹力减低。部分老年人胆囊壁变厚，容积变小，其中胆汁量少而稠，含胆固醇多，易形成结石。结石引起慢性炎症，使胆囊壁增厚。另一部分老年人胆囊壁变薄，容积大，其中胆汁稀薄，是由于胆囊黏膜萎缩，囊壁肌层断裂而致胆囊壁松弛的缘故。此类老年人的胆囊改变可因急性胆囊炎而发生胆囊穿孔。

老年人胆总管出口处的胆管括约肌部位的黏膜、腺体可有纤维化改变或腺体增生，胆汁排出受阻，在某些诱因（如酗酒）作用下，胆汁可反流入胰腺，引起胰腺炎。

12. 40岁以后，胰腺重量随着年龄增加而减轻；60岁以后胰腺重量减轻显著。胰腺重量的减轻主要是由于腺泡数量减少，腺细胞萎缩所致。

老年人胰腺的位置可降低，并出现弥漫性纤维化增生，40岁以上者40%出现纤维化。这种纤维化沿小叶内细小静脉或毛细血管发生，可使胰管闭塞，同时胰管内层细胞增生和胰腺纤维组织增生，胰动脉可发生不同程度硬化，使胰腺供血减少。胰液分泌功能不断降低，主要是分泌消化酶的腺泡数量减少，因此腺泡分泌消化酶的量亦减少，从而影响老年人的消化功能。

老年人生活习惯与消化系统疾病的关系是什么？

人进入老年后，消化系统的生理功能发生较大的变化，虽然这种变化是不可避免的，但老年人若能保持健康的生活方式，对于延缓组织器官生理功能退化的进程、防止消化系统疾病的发生和发展具有积极的作用。

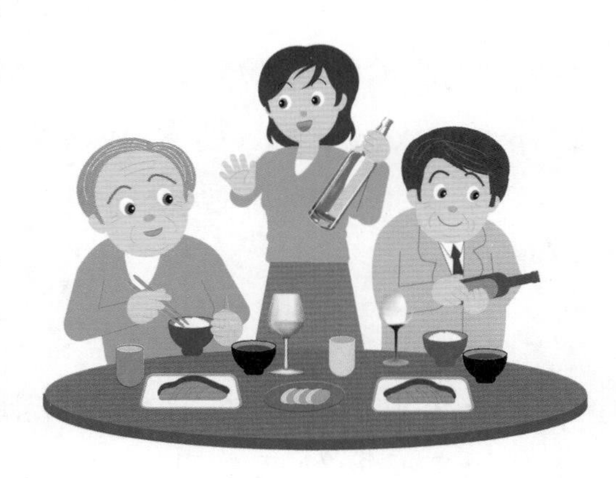

1.饮食习惯与消化系统疾病。“饮食自倍，肠胃乃伤”。这是古代医籍《内经》对饮食不当造成消化系统疾病发生的高度概括。

①刺激性饮食与消化系统疾病。烈酒、浓茶、咖啡、辛

辣等刺激性食物对胃肠黏膜和消化系统的组织器官有直接的损伤作用。

老年人大多食管下段括约肌功能不全，抗食管反流的屏障功能减弱，若长期进食辛辣等刺激性饮食，可直接损伤食管黏膜，同时又可使胃酸分泌增加，结果使食管反流发生，反流物进一步破坏食管黏膜。而老年人食管对反流物的清除能力降低，黏膜修复和增生能力弱，因此老年人易患反流性食管炎。

②老年人胃黏膜屏障功能较弱，在刺激性食物的作用下，胃酸分泌过多，高浓度的胃酸损害胃黏膜，容易形成消化性溃疡。饮酒可使胃黏膜的屏障功能减弱，乙醇（酒精）能破坏覆盖在胃黏膜细胞外的黏液层，使胃酸中的氢离子渗入胃黏膜，造成胃黏膜损伤。若大量饮用烈性酒，可使胃酸骤然升高，胃黏膜发生应激病变，出现上消化道出血。酒既可造成消化性溃疡，又可成为溃疡复发的重要诱因。经常饮用浓茶、咖啡，进食辛辣等食物，可使胃黏膜上皮遭到反复损害，导致胃黏膜固有腺体的萎缩，形成慢性萎缩性胃炎。

③酒精在胃肠道吸收后，可造成胃肠黏膜的损伤，其代谢主要在肝脏，因此酒精对肝脏的损害尤为显著。肝病的发生与饮酒量和饮酒年限密切相关。

④高脂肪类饮食与消化系统疾病。肝脏是脂肪代谢的主要器官。脂肪在肝脏中的含量必须处于一个较恒定的状态，若长期喜欢进食高脂肪类饮食，使肝内的脂肪过多，容易形

成脂肪肝。脂肪摄入过多，可使胆汁中的胆固醇浓度增高，而老年人胆汁酸分泌减少，使胆固醇处于过饱和状态，结晶析出而形成胆固醇结石，在胆囊沉积形成胆结石，因此老年人胆结石的发病率高。高脂肪饮食还与大肠癌有密切关系。

2. 低纤维素饮食与消化系统疾病。老年人由于牙齿松动脱落、咀嚼肌功能减退等因素，不便于摄食高纤维素的食物，常食精细而少渣的低纤维素饮食。低纤维素饮食与肠道的疾病有十分明显的关联。顽固性便秘在老年人中很常见，这与体质下降、排便功能减弱有关，但低纤维素饮食也是造成顽固性便秘的主要原因。低纤维素饮食可使大便体积小，缺乏纤维使肠道得不到有效的刺激，肠蠕动减慢，不能形成强烈的集团运动，直肠的便意减弱，粪便中的水分被过度吸收，粪便坚硬成团而难以排出。顽固性便秘日久，在肠腔内形成粪石，堵塞肠腔可引起机械性肠梗阻。

①由于老年人脏器萎缩，消化道弹性降低，张力低下，若长期进食精细少渣食物，可使结肠形成持久的节段性收缩，肠腔压力增高，使肠道局部发生囊袋状病理性膨出即结肠憩室病。此类病人有肠功能紊乱表现，多兼有便秘，若用力排便，粪便嵌入憩室，引发憩室炎。若肠腔内压力进一步增高，可造成结肠憩室穿孔，引起弥漫性腹膜炎。

②食物中纤维素含量少，可诱发大肠癌，国外有学者提出大肠癌致病的“纤维学说”。流行病学调查表明，高纤维素饮食的非洲人，大肠癌发病率很低；而低纤维素饮食的英国人，大肠癌发病率高。进食高纤维素饮食可促进肠道排空，

使具有致癌作用的物质在肠道内停留时间缩短；而低纤维素饮食却使肠道排空减慢，使具有致癌作用的物质在肠道内停留过久，增加发生大肠癌的机会。

③消化系统疾病“病从口入”，还因为老年人生活勤俭，对剩饭菜或隔夜食物舍不得丢掉，进食被细菌、细菌毒素污染的食物，引起急性胃肠炎，出现上吐下泻症状。

④老年人因消化液分泌减少，对脂肪类、淀粉类食物消化不良，进食牛奶及其制品、豆类、马铃薯、洋葱或面食后出现腹胀、腹泻等消化不良的症状。部分老年人长期喜欢进食不能消化的植物纤维，如柿子、黑枣、果核等，可形成结块，在胃内滞留并聚积成团块而形成胃石症。

此外，老年人若进食过快、过热、过冷或过于粗糙的食物，均可造成胃黏膜的损害，导致慢性胃炎的发生。

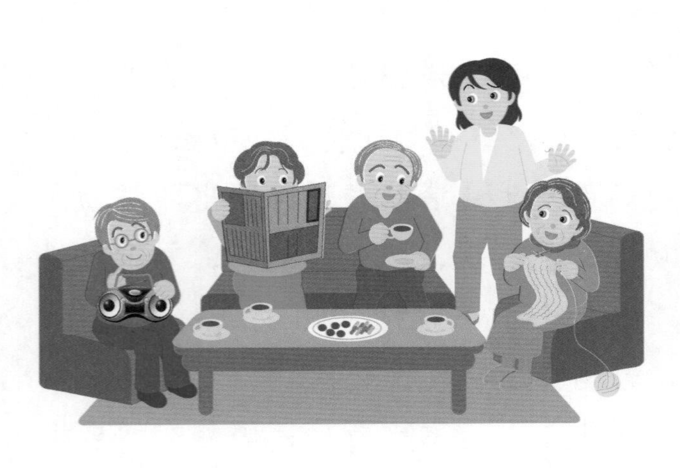

3. 久坐不动与消化系统疾病。老年人大多喜欢静坐，有的老年人退休后以打麻将消磨时光，久坐不动，运动减少亦可导致消化系统疾病的发生。

美国医学会杂志刊登美国哈佛大学的一项研究报告显示，肥胖与不爱动可以极大地增加患胰腺癌的可能性。每周步行4小时以上，会使肥胖人群患胰腺癌的概率减少54%。

静坐少动还与胆管疾病密切相关。尤其是肥胖的老年人因胆囊张力减低，胆汁酸分泌减少，胆固醇呈饱和状态，若长期运动不足，或久坐不动，可致机体新陈代谢缓慢，胆囊、胆管的收缩力日渐减弱，从而使胆汁中胆固醇和胆色素淤积成胆道结石。

老年人久坐不动，还可致胃肠动力减慢。胃肠运动是消化生理功能的重要组成部分，胃肠运动功能低下，可引起食管运动障碍性疾病，表现为烧心、反酸、吞咽困难、胸痛等。在胃肠道可表现为早饱、腹胀、便秘或腹泻等功能性消化不良症状。

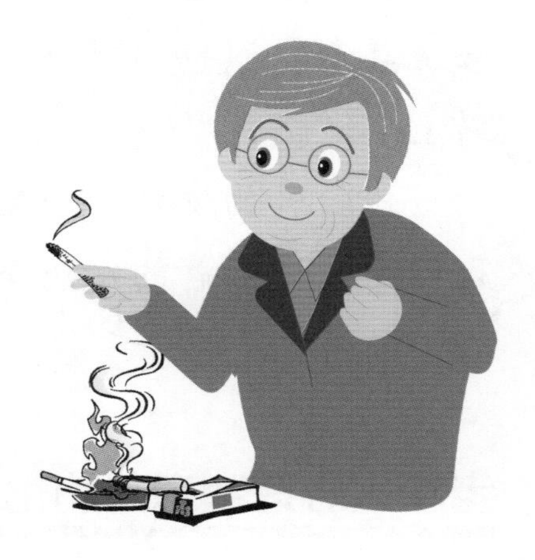

4. 过度吸烟与消化系统病。据报道，每日吸烟20支以上者，约40%可发生胃黏膜的炎症，即慢性胃炎。吸烟可引起血管收缩，抑制胆汁和胰液的分泌，削弱胆汁和胰液在十二指肠内中和胃酸的能力。吸烟引起血管收缩，使幽门括约肌关闭不全，使肠液反流到胃，破坏胃黏膜屏障，导致消化性溃疡的发生。

吸烟与食管癌、胃癌等亦有一定的关联，流行病学研究表明，吸烟量的增加及吸烟历史的延长与食管癌发病率呈正相关。老年人可因吸烟时间长，烟草中致癌物质在体内积蓄增加，发病的危险性随之提高。老年人若同时有吸烟和饮酒习惯，比单一嗜好者发生消化道肿瘤的机会更多。过度饮酒与吸烟有协同致癌作用。

吸烟还可影响消化系统药物的疗效。有学者统计，用对胃酸分泌抑制作用很强的 H_2 受体拮抗剂治疗消化性溃疡，可使溃疡愈合率达 90％；而吸烟者同样服用 H_2 受体拮抗剂，其溃疡愈合率只有 60％，甚至更低。吸烟者即使溃疡愈合，其愈合率也明显低于不吸烟者，而其复发率可高达 80％以上。

胰腺癌的发病与吸烟也有一定的关系。据统计，在吸烟人群中，胰腺癌的发病率是不吸烟者的 2.5 倍。

老年人心理状态与消化系统疾病的关系是什么？

消化系统是人体中对心理变化最敏感的系统，任何心理变化均可对消化系统产生不同程度的影响。

老年人可因退休后的失落感，家庭纠纷、丧偶等心理冲击长期得不到排解，使心理状态失衡，出现精神抑郁、焦虑等，导致胃肠疾病的情志因素以郁怒、忧思最为常见。

不良的情绪导致消化性溃疡有两方面的因素。一方面受持续和过度的精神紧张、情绪激动、忧思等神经、精神因素的影响，大脑皮质功能发生障碍，既可使迷走神经兴奋性异常增高，又通过刺激胃壁细胞和胃泌素细胞，使胃酸分泌过多。还可分泌过多的肾上腺皮质激素，使胃酸、胃蛋白酶生成过多，使这些“攻击因素”对胃黏膜可造成损害而形成消化性溃疡；另一方面长期的不良情绪刺激还可改变胃黏膜的完整性，致使胃黏膜屏障的防御能力降低。胃黏膜屏障功能的下降亦是导致反流性食管炎、慢性糜烂性胃炎、胃及十二指肠溃疡的重要因素。不良的情绪刺激不仅造成胃的分泌功能失常，亦可导致胃的运动功能异常，胃动力障碍，可表现为胃食管反流和功能性消化不良。

不良情绪的长期刺激，可影响自主神经功能，引起结肠运动和分泌功能失调，表现为结肠血管平滑肌痉挛性收缩，组织缺氧，毛细血管通透性增高，从而导致结肠黏膜的炎症、糜烂及溃疡的形成，病变局限于结肠者即为慢性溃疡性结肠炎。

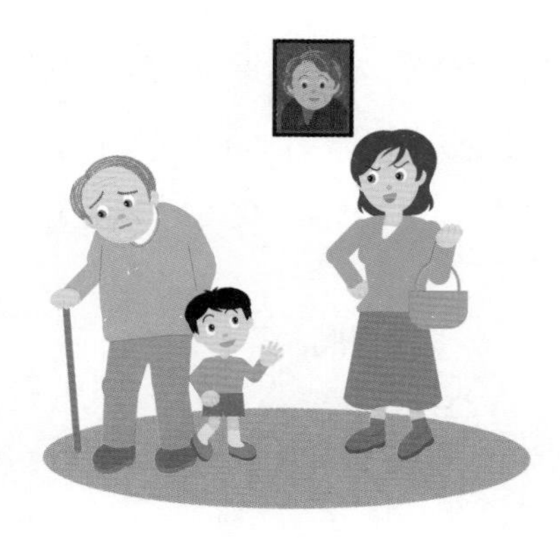

精神因素还可造成便秘，精神抑郁或过分激动，使条件反射发生障碍，高级中枢对副交感神经抑制加强，使分布于肠壁的交感神经作用过强而产生便秘。

长期抑郁、郁闷的不良情绪刺激，可使癌前倾向的疾病发生逆转，如慢性萎缩性胃炎可因长期的不良情绪刺激致免疫功能失调而发生癌变。

不合理用药与消化系统疾病的关系是什么？

1. 药物与食管病变。药物可引起药物性食管炎。引起药物性食管炎的药物种类繁多，抗生素是导致药物性食管炎的最常见药物，但对食管损伤并不严重。服用阿司匹林、林可霉素等药物可刺激食管，引起狭窄和溃疡。氨茶碱、硝酸甘油、烟酸等药物可降低食管下段括约肌压力而致胃食管反流，引起反流性食管炎。阿司匹林、维生素C可直接腐蚀食管黏膜，破坏黏膜屏障，使食管黏膜防御功能下降。服药后立即卧位或者饮水太少，甚至服药不饮水，最易造成药物在食管内滞留，从而引起食管病。

2. 药物与胃、肠病变。不少老年人由于患有多种慢性病，尤其是心、脑、肾疾病，或骨关节病而服用阿司匹林、吲哚美辛（消炎痛）等药物，这些药物均可刺激胃黏膜而引起炎性反应，可致急、慢性药物性胃炎。原患有消化性溃疡的老年人，可因服用阿司匹林等对胃黏膜有损害作用的药物，使胃酸及胃蛋白酶的分泌增加，破坏胃黏膜屏障的防御功能，造成胃黏膜的进一步损伤，使消化性溃疡难以愈合，甚至可因此类药物的影响，造成上消化道出血。

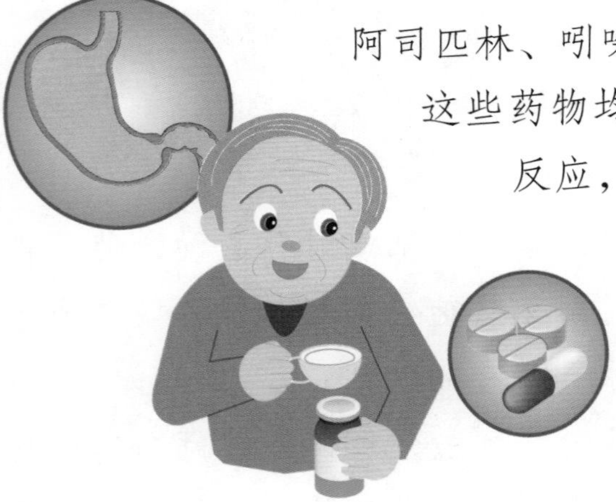

抗生素，如氨苄西林、羧苄西林、甲氧西林等可诱发假膜性肠炎。尤其是应用广谱抗生素后，各种途径给药（如口服、静脉给药）均可诱发本病，与抗生素的剂量无明显关系。

假膜性肠炎多发生于50岁以上的中老年人，因此，老年人使用抗生素一定要在医生指导下进行。

3. 药物与肝脏病变：肝脏是药物浓集、转化和代谢的主要器官，在药物代谢中起着重要作用。60岁以上的老年人生理功能逐渐衰退，肝于脏重量、肝血流量、肝酶含量及其活性降低，血浆中白蛋白含量减少，与药物结合能力降低，加上老年人有潜在的肝功能不全，更容易发生药物性肝病。

消化系统疾病的常见临床表现有哪些?

1. 吞咽困难。吞咽困难是常见的消化道症状，一旦出现吞咽困难，要引起足够的重视和警惕，早期诊断和及时治疗对疾病的预后有重要意义。

临床上吞咽困难多见于咽部脓肿、食管癌、腐蚀性食管炎、胃食管反流病、食管裂孔疝等。此外，吞咽困难还可由食管外疾病引起，如脑血管疾病或神经肌肉功能不全导致的假性球麻痹等。老年人出现吞咽困难，一定要警惕食管癌，但与咀嚼功能减退及装配不良的假牙影响也有关。

2. 胃灼热。烧心是一种胸骨和剑突后的烧灼感受，主要由于酸性或碱性反流物刺激有炎症的食管黏膜而引起。老年人食管下端括约肌松弛，烧心症状容易发生，多见于胃食管反流病、消化性溃疡。

3. 嗳气。嗳气是胃腔内的气体或少量液体溢出口腔的现象，俗称“打饱嗝”。出现这种情况多提示胃腔内气体较多或食管括约肌松弛。可见于胃食管反流病、胃及十二指肠溃疡、胆管疾病。但频繁的嗳气，多因精神、神经因素，以及吞气或不良的饮食习惯引起。

4. 反酸。反酸是由于酸度较高的胃内容物经功能不全的食管括约肌反流至口腔，并随即咽下的症状。如果食管上部括约肌功能尚好，则可能只出现嘈杂感，多见于消化性溃疡和胃食管反流病。

5. 食欲不振。食欲不振即“胃口不好”，是指失去正常的进食欲望，致使进食量明显减少，一般还会伴有体重的减轻。出现食欲不振时大多是由于神经肌肉病变、胃肠道梗阻性病变或消化酶缺乏所致，多见于胃肠道肿瘤、急性肝炎、慢性肝炎、胰腺炎、胰腺癌及功能性消化不良或肾功能衰竭等其他系统疾病等。

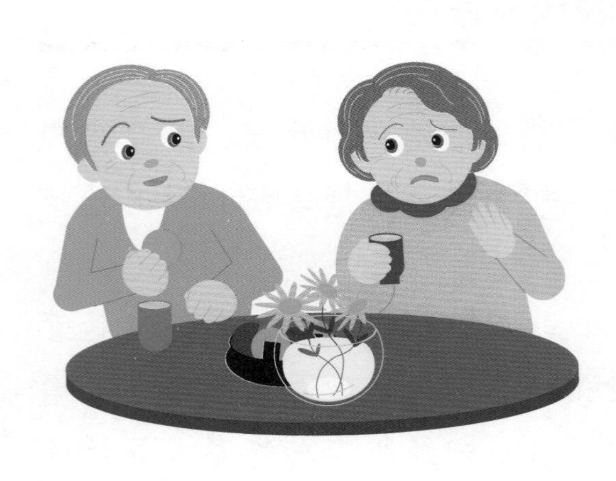

6. 恶心呕吐。恶心呕吐多由反射性或消化道受阻产生，最常见于胃癌、胃炎、幽门痉挛或梗阻，肝、胆管、胰腺、腹膜的急性炎症也可引起。胆管炎、肠梗阻几乎都要发生呕吐。一般而言，进食过程中或进食后早期发生的呕吐，常见于神经性呕吐或幽门溃疡；反复迟发性呕吐（进食 1 小时以后发生者），常见于幽门梗阻；清晨呕吐，多见于胆汁反流、尿毒症、颅内压增高等；呕吐后腹痛缓解者，多见于溃疡病；呕吐物中混有食物，提示有幽门梗阻、胃轻瘫、高位肠梗阻等；吐出咖啡渣样物质，提示有各种原因引起的上消化道出血。此外，恶心呕吐也可见于许多药物的副作用，急性呕吐也可见于食物中毒、胃肠道感染等。

7. 黑便与呕血。黑便即是大便呈柏油样；呕血是指血液由胃内经口而出，不同于咯血。上消化道和肝、胆、胰出血时，多表现为黑便与呕血。临床经验证明，每日出血量超出50毫升就会出现柏油样大便，最常见于消化性溃疡、食管及胃底静脉曲张破裂、急性胃黏膜病变和胃癌。当出血量过多且胃肠道蠕动加速时，就会出现血便。下消化道出血时常排出暗红色或果酱样的大便，出血的部位离肛门越近，粪便颜色就越红，多见于下消化道肿瘤、血管病变、炎症性肠病、肠道感染及痔疮等。老年人慢性消化道出血容易被忽视，多表现为由失血引起的其他脏器损害的征象，如心力衰竭、心绞痛或脑血管功能障碍等。老年人便血以痔和结肠憩室较多见。

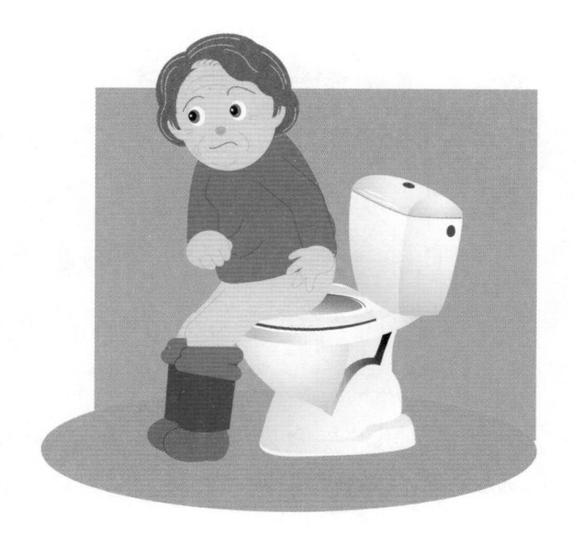

8. 胸痛。在临床上，常有许多以胸痛为主要症状的病人，但检查心脏与肺部并无功能性或器质性疾病，这种胸痛称为

非心源性胸痛或食管源性胸痛。这是因为在食管壁上存在许多疼痛感受器，当食管壁受到刺激时，可引起胸痛，常见于胃食管反流病或食管裂孔疝。

9.腹痛。腹痛为消化内科许多病人就诊的原因之一，可表现为不同性质的腹部疼痛和不适感。根据腹痛的起病缓急和病程长短分为急性腹痛和慢性腹痛。急性腹痛又根据治疗方法的不同分为内科性腹痛和外科性腹痛。外科性腹痛，即通常所说的急腹症。腹痛的性质有刺痛、绞痛或针扎样、刀割样、烧灼样及搏动性痛等。就消化系统而言，多是由于消化器官的膨胀、肌肉痉挛、腹膜受到刺激及供血不足等因素牵拉腹膜或压迫神经所致，见于消性溃疡、阑尾炎、胃肠道感染、胆囊炎、肝癌、胰腺炎、腹膜炎、缺血性肠炎等。空腔脏器痉挛常产生剧烈疼痛，即所谓的“绞痛”，多见于胆绞痛、肠梗阻等。腹痛也可见于其他全身性疾病，如泌尿系统或生殖道的炎症或肠梗阻及肺部疾病等。

10.腹胀。腹胀是指腹部胀满不适，外形胀大，触之无形，自觉胃肠不蠕动或好像有东西堵塞的感觉，是消化系统疾病常见症状之一。多因胃肠积气、积食、胃肠道梗阻、腹水、腹内有肿块、便秘及胃肠道运动功能障碍所致。常伴有腹痛、肠鸣或排气过多等，多见于梗阻性或功能性胃肠病。

11.腹泻。腹泻是指大便中的水分及大便次数增多，是胃肠道最常见的症状之一。正常人的大便次数可在每日3次至每周3次，且每日大便量小于150克。当大便次数超过每日3次，大便量超过每日200克，并且水分超过粪便总量的

85%时，即为腹泻。腹泻时常可伴有大便的紧迫感及腹部、肛门周围的不适感。腹泻可分为急性和慢性两种。急性腹泻多见于感染性疾病，如食物中毒、痢疾等。食物中毒时大部分为水样泻，常伴有腹痛、恶心、呕吐及发热，大便中不混有血或脓，病变多在小肠；痢疾有腹痛、发热、脓血便，病变常牵连到大肠。慢性腹泻的病因很多，可同时伴有或不伴有脓血便，多见于结肠炎症、溃疡或肿瘤，以及运动功能障碍所引起的肠易激综合征等。

除通常的炎症性腹泻外，老年人必须注意吸收不良综合征，临床症状除水泻、脂肪泻及营养缺乏外，缺铁性贫血常较明显。

12.便秘。便秘是一种很常见的症状，尤其老年人更多见，严重时可影响生活质量。便秘是指每周大便少于2次，或排便不畅、费力，粪便干结、量少。对于老年人来说，便秘可间接引起心肌梗死及脑血管意外等危重病，所以老年人应注意经常保持大便通畅。

13.里急后重。里急后重是指排便前有腹痛，想排便且迫不及待，排便时急迫而又排出不畅的一种症状。这是直肠受刺激的征象，多因直肠的局部炎症或肿瘤引起。

14.黄疸。在大多数情况下，黄疸是由于胆汁淤积所造成的，而胆汁淤积的原因多为肝脏排泌功能受损或胆管阻塞性疾病所引起。常见于各类型肝炎、肝硬化、肝癌、胆管梗阻等疾病。

老年人黄疸80%为阻塞性，其中半数以上是胰头癌及肝转移性癌，而肝转移性癌大部分来自消化道。另外，还可来自乳房、甲状腺、肺及支气管等。

15. 腹水：腹水是指因为一些疾病所引起的腹腔内的液体积聚过多。可以引起腹水的常见疾病有肝硬化、各类肿瘤及结核性腹膜炎、缩窄性心包炎、慢性肾病、胰腺炎等。

消化系统疾病的预防措施有哪些?

消化系统疾病种类繁多，但其形成多与平时的饮食习惯有关，所以在预防上也应从日常生活习惯入手。

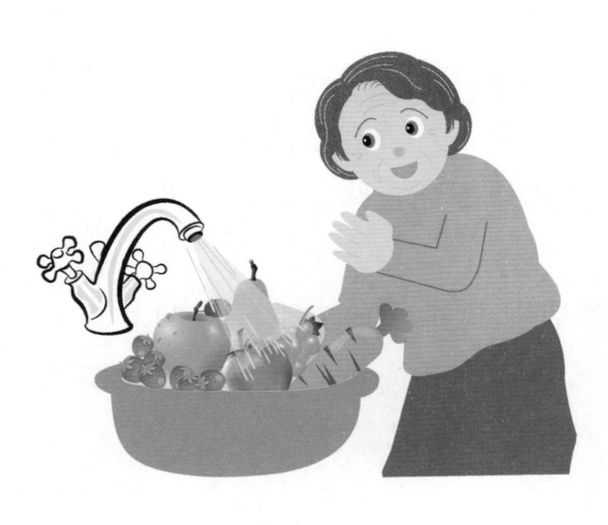

1. 生活起居、饮食应有规律。

2. 保持良好的情绪，平和的心态，心情舒畅。长期不良的情绪会造成气滞血瘀，易致消化系统胃肠道疾病。

3. 养成健康的饮食习惯，饮食要营养均衡，不偏食，不暴饮暴食，不要吃过冷或过热的东西，饭后不马上剧烈活动，吃东西时细嚼慢咽，少吃或不吃刺激性强的食物，尽可能做到定时定量进食，有条件者可少食多餐。

4. 戒烟、限酒。刺激性的食品容易加重胃酸的浓度损伤胃肠黏膜、加重溃疡，因此要禁喝酒类和浓茶、咖啡等，疾病较重者还要注意禁烟。

5. 要养成良好的个人卫生习惯，勤洗双手，不要吃腐烂隔夜及蝇虫叮咬的食物，生吃的水果及食物一定要清洗干净，把好病从口入关等。

6. 如出现腹痛、腹泻，恶心、呕吐等不适时及时就诊。

骨和关节疾病

老年退行性骨关节疾病的临床表现有哪些?

1. 关节疼痛。起初在运动后出现，休息时减轻或缓解，后逐渐加重，最终休息时也有疼痛。老年人退行性骨关节病的表现为疼痛最初为发作性，发作期短，间歇期无症状，后间歇期渐缩短，发作期渐延长，最终疼痛变为持续性。

2. 关节肿胀。肿胀的原因与滑膜渗出增多、水肿、充血、肥厚等有关。多发于膝关节。

3. 关节僵硬。在长时间不活动后感关节活动不灵活，可有“晨僵”。关节主动或被动活动时可出现响声或摩擦声。

4. 关节畸形。晚期因关节结构破坏、肌痉挛、关节囊挛缩等可造成关节畸形。

老年退行性骨关节疾病的治疗措施有哪些?

1. 一般治疗。减少关节负重和大幅度活动，急性发作疼痛时要休息。局部可进行理疗。

2. 药物治疗

（1）非甾体类镇痛剂：主要有消炎和镇痛的作用，只能缓解疼痛，不能阻止老年人退行性骨关节病患者病程发展。目前发现长期大量使用非甾体类镇痛剂对软骨的影响可分为三类：①对关节软骨有损坏作用，如阿司匹林、水杨酸、保泰松、吲哚美辛、萘普生等。②对关节软骨无不良影响，如吡罗昔康。③对软骨代谢和蛋白聚糖合成有促进作用，如双氯酚酸和舒林酸硫化物等。

（2）氨基葡萄糖：健康的软骨需要三种物质：水、蛋白多糖、胶原蛋白。氨基多糖是制造蛋白多糖的主要材料，且软骨细胞产生蛋白多糖的多少取决于氨基多糖的多少。

（3）肾上腺皮质激素：一般用于局部治疗，常用康宁克通 1~2 毫升加利多卡因 5 毫升作关节腔内注射或压痛点封闭，每 2 周 1 次，持续 3~5 次。要注意无菌操作，防止感染。

（4）玻璃酸钠：2.5 毫升关节腔内注射，每周 1 次，5 次为一疗程。

3. 手术治疗。晚期伴持续性疼痛、进行性关节畸形或严重功能障碍者，应考虑老年人退行性骨关节病的手术治疗。常用的手术方法有：关节镜下冲洗术、截骨术或人工关节置换术。

老年退行性骨关节疾病的预防措施有哪些?

1. 保持适当的体重：过重的体重会加重关节软骨上的压力及磨损，适当减轻体重能够有效减少关节软骨的损伤和破坏。

2. 避免关节过度运动：中老年人尽量不做损伤关节的运动，如长跑、爬山、跳舞、对抗相对激烈的球类运动等。因为这些运动会使关节，特别是膝、髋、踝关节剧烈疼痛，导致关节损伤。

3. 加强肌肉力量锻炼：通过增加肌肉力量，维持关节，特别是膝关节的受力。肌肉锻炼应在下肢不持重的情况下进行，这样不会给关节增加负担。

4. 使用拐杖辅助行走：中老年人使用拐杖可以明显减轻膝关节上的压力，达到稳定关节，减少损伤，减轻疼痛的目的。

5. 游泳：游泳时，心、肺等重要脏器能够得到充分的锻炼。游泳时，人体处于平卧或仰卧状态，主要的持重关节，如膝、髋、踝关节等的压力很小，不足以造成关节损伤。

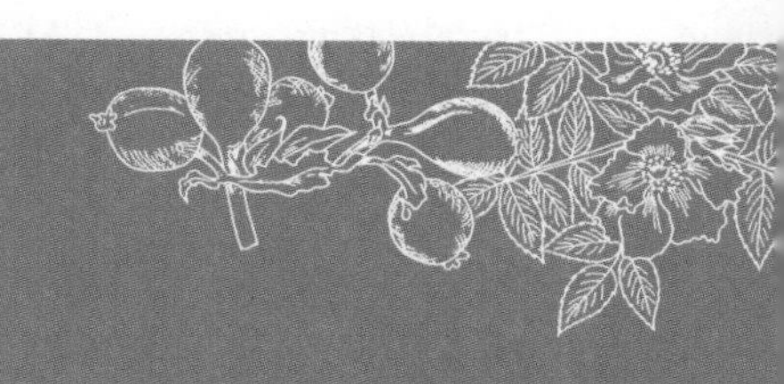

皮肤疾病

老年人常见的皮肤病有哪些形式？

1. 皮肤瘙痒。皮肤瘙痒主要是由于皮肤水分减少，造成黏膜细胞代谢失调导致皮肤干燥。大量老年皮肤病临床统计显示，该病在老年人当中发病率约 30%，到目前为止，在医学上对皮肤瘙痒的发病机制还未清楚。

（1）皮肤瘙痒的主要原因：①内分泌的紊乱，如甲亢患者，由于皮肤的血液循环加快，机体表面温度升高，导致出现皮肤瘙痒症状；②神经系统出现障碍，老年人的胃肠等脏器功能衰弱，总会觉得皮肤时常出现瘙痒症状；③与饮食习惯也有关系，如爱吃葱、蒜、辣椒等辛辣食物。

（2）护理方法：不要频繁洗澡；禁用碱性肥皂，采用符合自身皮肤的润肤品。可以用一些低浓度类固醇的药物进行擦拭，或者应用一些温和的镇定剂减少瘙痒等。

2. 干性湿疹。干性湿疹又称皮脂缺乏性湿疹、裂隙性湿疹、冬令湿疹。主要见于老年人的小腿、手部、前臂等部位，症状表现为皮肤干燥、发生开裂的湿疹样皮炎。该病主要成因是皮肤脂肪的缺乏，水分丢失。常伴有皮肤萎缩、内分泌失调等症状。其主要治疗方法是：居住环境要保持一定的湿度，而且在洗澡时水温不宜过高，一般在32℃以下较合适，并在皮肤表面涂抹一些润肤露等，防止皮肤过于干燥等。

3. 褥疮。褥疮是老年人较常见的皮肤病之一。褥疮指由于长时间的压力或短时间较强的压力导致的皮肤、皮下组织肌肉缺血性坏死和溃疡。一般多发部位是骶骨和尾骨区域、内外踝或者股骨大转子处。

老年人的褥疮大部分是混合型的，由于老年人身体营养状况不好、脏器功能减退及局部发生感染等原因，故一般病情较为复杂，修复能力差，愈合时间长。在临床治疗主要进行营养治疗法，较多学者认为缺乏营养是导致褥疮的重要原因之一，改善患者的饮食结构，多摄入一些富含蛋白质食物。还可以用药物治疗，在患处进行擦拭。

4. 真菌感染的疾病。真菌感染是老年人群中发病率较高的皮肤病，主要表现为足癣、股癣、灰指甲和念珠菌病。真菌感染性疾病可侵犯人体不同部位，可分为不同菌病，主要有四类：皮肤真菌病、皮下组织真菌病、浅表真菌病、系统性真菌病。对于60岁以上的老年患者，男性发病率高于女性，约为女性的一倍。

特征表现为皮肤表面呈现炎性红色丘疹，范围渐渐扩大，都会有瘙痒的感觉，表面覆盖多层干燥的银白屑，里面则是一层淡红色的透明薄膜。念珠菌病主要诱发因素是潮湿、浸润、温暖、肥胖以及糖尿病、滥用抗生素等，好发部位为女性乳房、腹股沟、肛周等处。对这些由于真菌感染的病症，主要采用抗真菌药物进行局部或系统治疗。

5. 寄生虫病。寄生虫是皮肤病诱因中一种非常复杂的因素。虫的种类不同、寄生部位也不同，所以导致临床表现各异。该病的发病程度主要取决侵入人体中寄生虫的数量和毒性大小，疥疮和虱病是老人较为常见的寄生虫病。

疥疮可以通过人与人接触传播，也可以通过与一些受污染的物体长时间接触而导致。疥疮寄生虫寄生在人体皮肤表面，并在该处产卵、活动，容易导致该部位发生丘疱疹和小水泡，瘙痒难忍。预防措施有：平时注意个人卫生，对感染的患者要进行隔离，对一些受污染的衣物进行消毒等。

6. 其他

（1）老年斑：最常见的老年皮肤病，皮肤上可见大大小小的黄褐色斑点。常见于暴露处，如面部、手背、前臂、颈部，一般不隆起，不痛不痒，不需治疗处理。

（2）老年性白斑：散布于身体表面，米粒状或豆状的横断面大小的小白斑，不疼不痒。随年龄增长而增多，但不长大，不要误认为是白癜风，也不需要治疗。

（3）老年性血管瘤：皮肤上长出的小米粒大小的鲜红色隆起。随年龄增大，小红点会增多，无须恐慌，但刺破后会出血。一般也不用治疗。

（4）老年疣：又称脂溢性角化病，多发生在50岁以上的中老年人，多在面部、手背或其他处，先为淡褐色或褐色斑片，有的表面稍增生，粗糙呈乳头样，随年龄增大皮疹增多，片也变大。这种病极少有恶变情况，可采用局部治疗。

（5）皮赘：又叫软纤维瘤，多见于中老年妇女。其颈部、前胸出现丝状或疣状小疙瘩。不痛不痒，可采用局部冷冻、电烧、激光去除。

（6）老年性紫癜：老年人特别是高龄老人，在轻微外伤或没有外伤的情况下，皮肤上出现大小不等的青紫色斑片，按压不退色。这是由于血管脆性的改变，可以服用维生素C等药物改善。

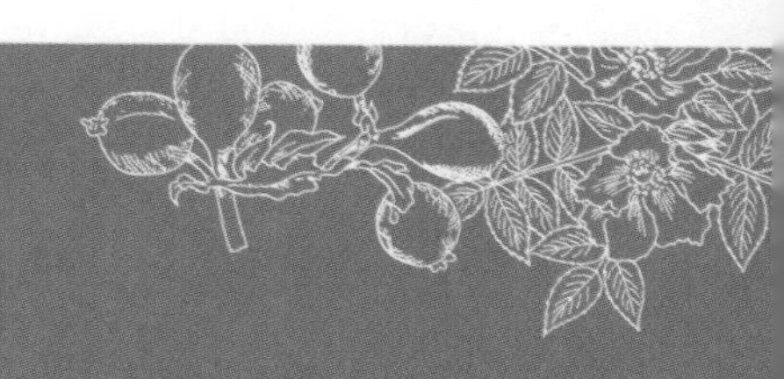

前列腺疾病

老年人易患的前列腺疾病有哪些?

1. 前列腺增生。前列腺肥大在医学上称为前列腺增生（简称 BPH），是老年男性的常见病，随着社会老龄化，人均寿命延长，其发病率在逐年增加。约有 50% 的 50 岁老年男性出现前列腺增生，60 岁发病率为 60%，70 岁发病率为 70%，而 80 岁以上的男性，前列腺增生的发病率甚至达到 88%~100%。前列腺增生的病因至今还不是很清楚，而且也难以预防，目前认为其发病可能与老年人性激素平衡失调有关。

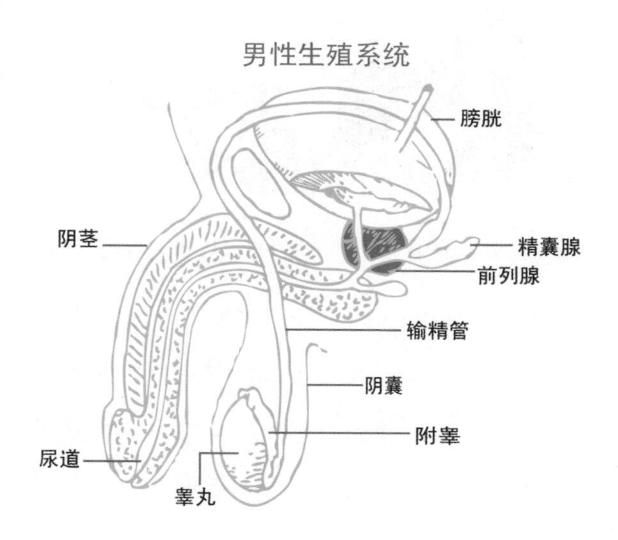

2. 前列腺癌。前列腺癌实为前列腺的腺癌，是前列腺恶性上皮性肿瘤之一，占前列腺肿瘤的绝大多数。临床表现形式较为特殊，有不同于一般恶性肿瘤的多种临床类型，通常分为四型：

（1）临床癌：此型有前列腺癌的症状，或辅助检查（前列腺直肠检查、CT、超声波、前列腺磁共振成像及前列腺特异性抗原）怀疑为癌，并从前列腺活体组织检查病理证实为前列腺癌。

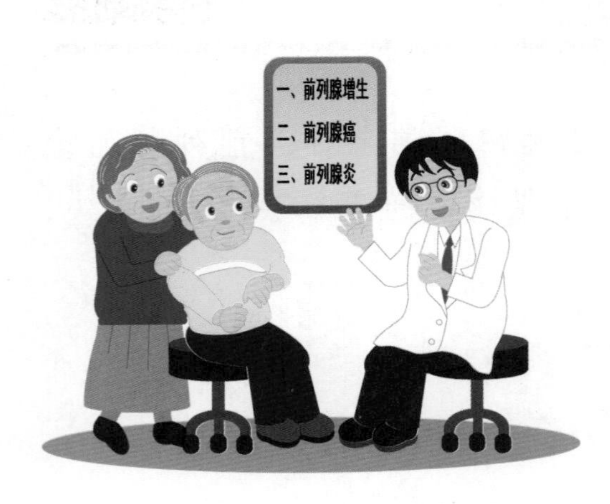

（2）隐匿癌：此型原发灶无症状，但出现转移灶的表现，最后可通过淋巴结活体组织检查或骨髓穿刺等标本中病理学检查证实，并可再经过前列腺活体组织检查得到进一步证实。此型在组织学上与其他类型的前列腺癌并无区别，患者的血清前列腺特异性抗原（PSA）水平增高，活体组织标本做 PSA 免疫组织化学染色阳性。

（3）潜伏癌：患者生前没有前列腺疾病的症状或体征，在死后的尸检中由病理学检查发现的原发于前列腺的癌称为前列腺的潜伏癌。潜伏癌可以发生于前列腺的任何部位，但以中心区和外周区多见。

（4）前列腺偶发癌：临床以良性前列腺增生为主要症状，在切除的增生的前列腺组织中病理学检查意外发现前列腺癌。

前列腺癌早期很少引起症状，这是由于前列腺癌的主要原发部位为后侧包膜下腺体，可直到很晚期才可以表现出特异性症状，两种最常见的表现为膀胱出口梗阻及远处转移。有时无症状的前列腺癌可经直肠指诊发现。

3. 前列腺炎。前列腺炎是泌尿外科的常见疾病，长期留置导尿、近期膀胱或肾脏的感染、尿道外伤等都是前列腺炎易患因素。根据临床表现，前列腺炎包括以下四种类型：急性细菌性前列腺炎、慢性细菌性前列腺炎、非细菌性前列腺炎和前列腺疼痛。急性或慢性细菌性前列腺炎都是由尿路细菌感染引起，尿细菌培养可以得到阳性结果，前列腺液中也有大量的炎症细胞。急性细菌前列腺炎常突然发作，往往伴有发热。慢性细菌性前列腺炎往往表现为反复的尿路感染，纵使应用抗生素治疗，尿细菌培养仍经常出现阳性结果。细菌性前列腺炎通过抗生素治疗后，尿培养可以转为阴性，但停止治疗后会再次发作，而反复发作的慢性细菌性前列腺炎往往多次感染，都由同一种细菌引起。引起细菌性前列腺炎的细菌多为大肠杆菌，这是一种肠道内的常居细菌，所以很难治愈，部分细菌性前列腺炎的患者为单一细菌感染，也有部分患者为两三种细菌的混合感染。非细菌性前列腺炎患者的前列腺液中也有大量的炎症细胞，但却没有尿路感染的症状，尿细菌培养无细菌生长。前列腺疼痛的症状仅仅是疼痛，既没有尿培养的阳性结果，也没有前列腺液检查的异常发现。

前列腺疾病的临床表现有哪些?

1. 尿频。正常成年人白天排尿4~6次,夜间0~2次,每次排尿量约300ml。尿频即排尿次数增多,每次排尿量减少,而24小时尿量正常。下尿路炎症刺激,有效膀胱容量减少或精神因素影响均可引起尿频。由于前列腺的特殊解剖位置关系决定大部分前列腺疾病都可以引起不同程度的尿频,常见的有前列腺炎、良性前列腺增生症和前列腺癌等。夜尿次数增多为良性前列腺增生症的早期典型症状之一。

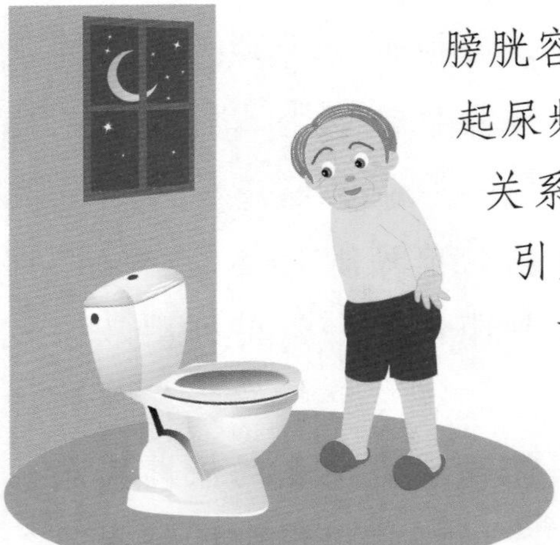

2. 尿急及尿痛。尿急是指突然出现强烈尿意,往往无法控制而需要立即排尿。尿痛患者排尿过程中及排尿终末时感到尿道和下腹部有明显的疼痛。尿急、尿痛、尿频往往同时存在,临床称之为下尿路刺激症状,原因是膀胱、前列腺、尿道炎症刺激,膀胱容量减少,尿道痉挛所致。尿道疼痛的性质常为烧灼样疼痛,部分尿痛也可由精神因素所致。前列腺疾病除引起尿道疼痛以外,常伴有耻骨上区、腰骶部及阴茎头部的疼痛。

3. 排尿踌躇无力。排尿时不能即刻排出,需要等待一段时间后才能排出,其原因可以是尿路梗阻,膀胱收缩无力,也可以是因尿道疼痛而恐惧排尿所致。良性前列腺增生症、前列腺癌和前列腺炎等常存在排尿踌躇，精神因素影响也可以引起排尿踌躇。

4. 排尿滴沥不尽。排尿时尿液不能连续成线，排尿终末滴沥不尽。其原因是因排尿阻力增大或逼尿肌收缩无力所致。临床上见于前列腺体积增大而造成对尿道压迫，使尿液流出阻力增加及长期排尿费力，膀胱逼尿肌损害，良性前列腺增生症的前列腺突入膀胱形成尿道内口球形活瓣，可引起严重的排尿困难。

5. 尿潴留。尿液潴留于膀胱而不能排出称之为尿潴留。凡是因各种原因造成膀胱出口以下的梗阻和狭窄均可引起尿潴留。根据临床表现可分为急性尿潴留和慢性尿潴留两类。急性尿潴留为突然发生，患者十分痛苦，见于急性前列腺炎、前列腺脓肿及良性前列腺增生症等。由于大量尿液不能排出，膀胱内压力明显升高，壁变薄因而存在发生膀胱破裂的危险。慢性尿潴留，常有排尿困难发展而来，病程长，患者逐渐适应而无明显膀胱胀痛感。膀胱内压保持高水平时可发生不能随意控制的尿失禁。临床称之为充溢性尿失禁或假性尿失禁。如进一步发展可导致膀胱壁受损，形成膀胱小梁或假性憩室。如果输尿管膀胱连接部活瓣作用丧失而发生输尿管尿液返流，可造成输尿管肾盂积水，肾功能损害，临床上常见于良性前列腺增生症和前列腺癌等。

6. 其他表现。前列腺疾病根据其对身体影响部位和程度不同，临床表现也不尽相同。急性前列腺炎常伴有发热、寒战、厌食、乏力等全身感染中毒症状，并可合并急性附睾炎、精囊炎，引起睾丸、附睾肿大。良性前列腺增生症、前列腺癌造成下尿路梗阻，严重时引起输尿管尿液返流、肾盂积水、肾功能损害。慢性尿潴留可引起继发感染及尿路结石。继发精囊炎可出现血精和射精疼痛。晚期前列腺癌可表现为腰骶部疼痛、坐骨神经痛、骨折等转移症状。健忘、失眠、多疑、急躁、情绪变化等临床表现，则是慢性前列腺炎患者常有的伴随症状。

前列腺增生的预防措施有哪些?

1. 戒酒。酒精成分最容易诱发前列腺充血水肿，大量饮酒，酒中的毒素积聚，破坏了人体的免疫系统，使人体的防御功能下降，细菌、病毒或其他微生物容易入侵，引起感染或病情复发。大量饮酒时，体内血管扩张，特别是前列腺含有较多的毛细血管扩张，充血后，导致前列腺体积突然增大，加重对尿道压迫，出现排尿困难或者出现尿潴留。其次，

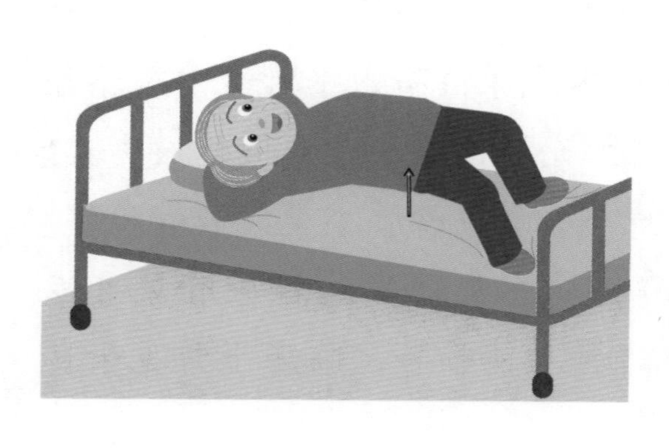

尽可能减少辛、辣、酸、凉等刺激性食物的选用，例如辣椒、胡椒、洋葱、大葱、韭菜、酸醋和冷饮等，道理与饮酒如出

一辙，避免因这些食物的刺激而诱发前列腺充血。另外，建议多吃新鲜蔬菜与水果，应该养成多饮水的习惯，不能因为有些排尿方面的症状而减少饮水，这样反而会加重症状。但也不适宜多饮含有刺激性的饮料。据有关资料介绍，山茱萸、干贝、草莓、栗子、饴糖、芡实、胡桃等食品，可以帮助缓解因前列腺增生症造成的尿频、尿失禁等症状。值得一提的是，少吃或不吃高脂肪食物，因为体内脂肪成分太多，胆固醇的含量也必然增加，于是睾酮之类的雄性激素水平也会上升，对前列腺增生症的防治不利。何况患上前列腺增生症的多数是老年人，本身易患冠心病、动脉硬化、高血压等病，也不允许太多的高脂饮食。另外通过研究发现，豆类食品，比如大豆、豆腐等含有少量植物雌激素，食用后有减少发生前列腺增生、前列腺癌的作用。美国、日本等国家研究发现绿茶也有类似作用。因此多饮绿茶也有一定的预防作用。

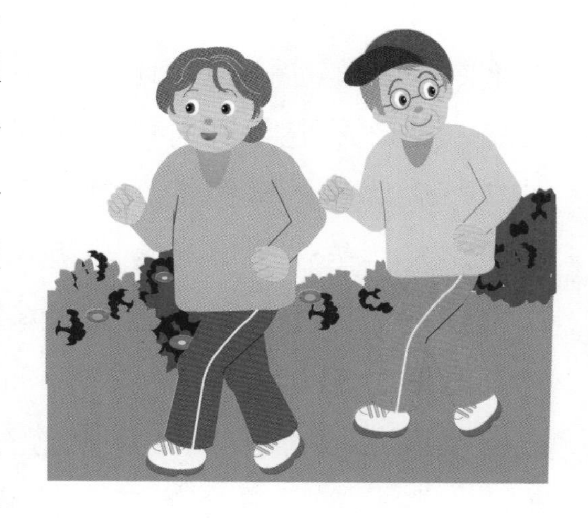

2. 防止性生活过度，杜绝性交中断和手淫习惯。这些都可以造成睾丸和前列腺体的过度充血，久之睾丸容易发生萎缩，并引起前列腺增生。一方面性生活会加重前列腺的充血，使前列腺体积暂时性增大，射精时膀胱颈部组织收缩，可能导致排尿困难，所以，恣情纵欲肯定有害。另一方面，因前列腺增生而不敢过性生活显然也不可取，这不仅因为性生活是老年人心身健康的重要标志，而且一味禁欲，老年男性的性积聚得不到适当排泄，会因为生殖器敏感性增加，更容易引起外生殖器勃起和加重前列腺的反复充血，反而对疾病不利。

3.养成有规律性排尿的习惯。千万不要憋尿必须养成按时排尿，例如每2~3小时必去排尿一次，即使尿量不多或尿意不甚，也同样如此，这对于造成膀胱壁肌肉的有规律收缩，以及尿道部肌肉的有规律松弛，都有一定的好处。经常户外活动和体育锻炼，帮助促进前列腺的血液循环。注意保暖，尤其是注意下半身会阴部的保暖道理与前列腺炎的预防保健一样，任何夏日里贪图凉快，睡眠时未盖被，寒天里少衣服等，都容易寒邪入体，造成前列腺及周围的肌肉群发生痉挛性收缩，从而加重前列腺增生症的症状。防止感冒、不要熬夜、避免疲劳、注意休息等，以帮助人体有良好的抵抗力。为使前列腺局部血循环改善，使肌肉功能变好。经常做提肛运动，即收缩肛门的运动也有一定的预防作用。

4.加强锻炼，增强体质。不仅可推迟衰老过程，也可延缓睾丸的自然衰退，对防止前列腺增生有益。除了进行平时习惯的体育锻炼之外，进行如下两种运动保健体操，对于加强膀胱、尿道、会阴、直肠、肛门等部位的肌肉功能有一定的帮助，也有助于排尿功能。

（1）仰卧位，两手臂上举后枕于头下，两腿伸直并稍分开，用力收缩臀部肌肉，同时肛门紧缩上提，呼吸3~6次，然后放松肌肉，重复3~5次。

（2）仰卧位，两手枕头，膝关节弯曲，脚掌着床面，两脚分开用力将背、腰、臀部向上挺起，同时收缩会阴及肛门部肌肉，呼吸3~6次，然后放松肌肉，重复3~5次。

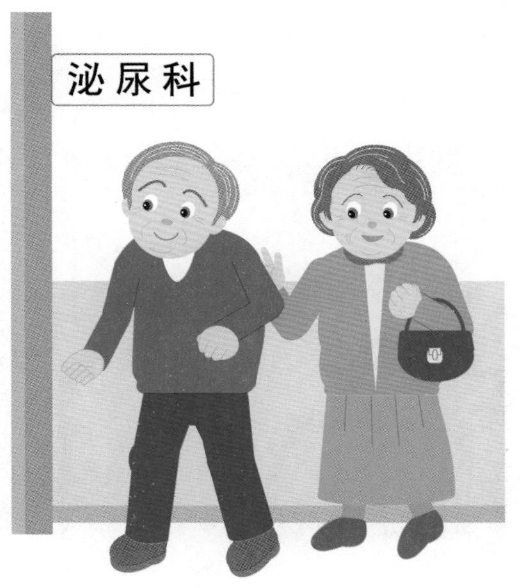

5.及时治疗其他疾病。因为许多疾病都容易连累到前列腺，应该趁早治疗，比如前列腺炎及前列腺附近的后尿道炎细菌反复感染，炎症刺激容易诱发前列腺增生。保护睾丸，如果睾丸有病变，容易发生早衰。

前列腺癌的预防措施有哪些?

1.合理膳食。目前已知有许多诱发前列腺癌的危险因素，如性活动影响、环境污染、食物营养、体重、遗传等。在诸多危险因素中，最具个人预防意义的是诱发前列腺癌的饮食因素，这不仅是食物营养会直接与体内胆固醇数量多少有关，并且由此涉及睾酮为代表的雄激素水平的高低，而且还会影响到一个人的体重。关于饮食预防。要特别关注以下几个方面。

（1）高脂性食物摄入过多：前列腺癌的发病率，西方国家要明显高于东方国家，其中很重要的一点即东西方食物结构的差异。许多研究都证实，过多脂肪摄入是前列腺癌发病的关键问题。脂肪成分过多，人体内因脂肪中的胆固醇转化成雄激素，尤其是其中转化成睾酮的比例骤然增加，恰恰前列腺癌的发病与雄激素增加相关。

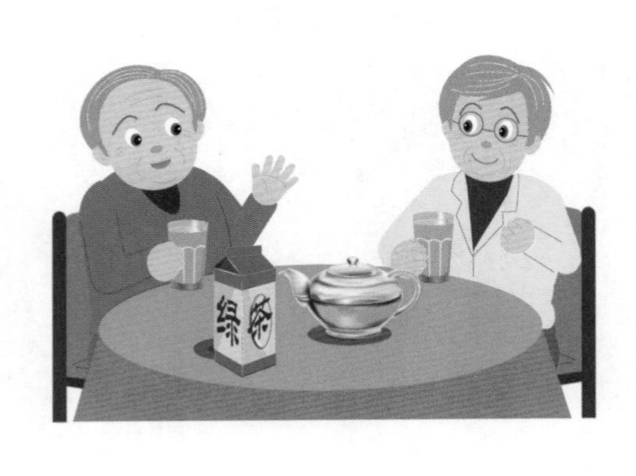

（2）大豆蛋白类食物摄入过少：此类食物中含有丰富的植物性雌激素，其化学结构与人体内的雌激素化学结构相似，对雄激素有一定的抑制与抵消作用，对于防止前列腺癌的发生有帮助。

（3）绿茶饮用过少：此类茶叶中所含有的儿茶酸成分能够抑制前列腺癌。动物实验证实，对于已种植前列腺癌的裸鼠，采用绿茶中的儿茶酸处理结果前列腺癌的体积缩小。

（4）食用含硒或维生素E食物过少：国外学者在采用硒治疗非黑色素性皮肤癌时，意外发现给予硒的患者前列腺癌的发病率很低。另外，有报道说，足够量的维生素E也可以抑制前列腺癌的发生。这两项研究表明，多食用含硒或含维生素E的食物，也许对于预防前列腺癌的发生有一定的好处。

2. 戒烟。当前危害人类生命健康的四大疾病—癌症、脑血管病、心脏病、呼吸系统疾病都和吸烟有关。香烟点燃时所产生的烟雾中含有2000种以上的有害化学成分，有40余种致癌物质。在全部癌症病人中，有1/3以上与吸烟有关，因此，要降低癌症的发病率，戒烟是重要措施。

3. 限酒。一天摄入超过10g乙醇，患癌症的危险性就会明显增大。10g酒精相当于饮用酒精度5%的啤酒200ml。酒精会抑制免疫系统，降低肝脏的解毒功能，使胃增加对致癌物的吸收。吸烟和饮酒有致癌的协同作用，因此，为了防癌，最好不饮酒。

4. 避免紧张。有证据表明，过度紧张、长期忧愁等负性情绪是一种促癌因素，所以，劳逸结合，减轻心理压力，保持愉快的情绪和正常的精神状态，是防癌必要的因素。

5. 保持规律生活。部分老年患者对于时间的利用率很高，经常饥一顿饱一顿，有时不吃早餐，有时又暴饮暴食，加上经常开夜车，睡眠无保障，生活无规律，使免疫功能下降，正是癌症高发的原因之一。

6. 合理锻炼。研究证明，适当的体育锻炼可以提高人的免疫功能和抗病能力。每日做半小时快步走、跑步、太极拳、舞蹈、体操、球类运动，并持之以恒，可以降低癌症的发病率。

7. 重视健康体检。90%的早期癌症是没有明显症状的，必须靠专业体检才能发现。而绝大多数癌症患者都是在出现症状时才去检查，但此时往往已发展到中晚期，失去了最佳治疗时机。因此要加强防癌意识，重视健康体检，尤其是45岁以上的人群和有肿瘤家族史的人群更要重视。建议适龄人员每年至少做一次健康体检，以便做到早发现、早诊断、早治疗。

前列腺疾病的热水坐浴疗法是怎样的?

现代医学认为，人体在40℃ ~50℃温度的作用下，会十分显著地促进被作用部位的血液循环，并且使局部的毛细血管充分扩张，也能够使局部的肌肉松弛，改变原先收缩痉挛的状态。由于血液循环的加速，以及肌肉组织的放松，达到了消炎、消肿，促进炎症尽快吸收消退的目的，同时减轻了疼痛与不适等症状。

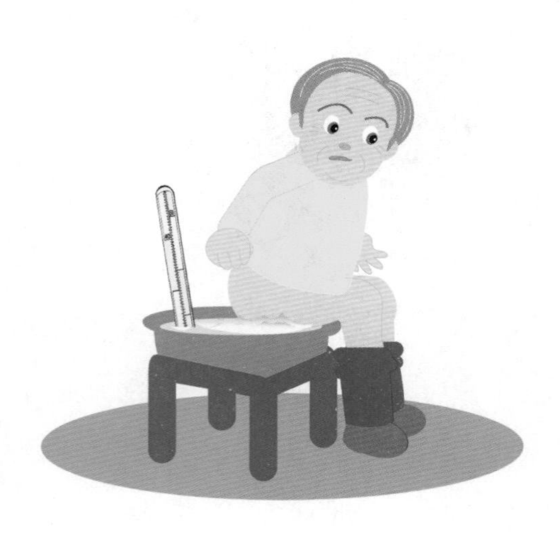

热水坐浴时，可取一个能容人坐入的大盆，放入40℃ ~42℃的热水，水的深度至少为盆高的二分之一。病人先排尽尿液和排空大便，臀部坐在盆中，要求全部会阴部，

包括阴囊在内，全都浸没在水中。每次坐浴时间为20~30分钟，如果在坐浴过程中，尤其是寒冷的冬季，水温很快下降时，可以采用续加热水，以保持预定水温。热水坐浴一般每日至少进行一次，最好能早晚各一次。前列腺炎患者经热水坐浴后，会有温暖、舒适和轻快的感觉。从生理角度看，前列腺红、肿、热痛等炎症反应都可以得到缓解，炎症性的渗出物也能够很快吸收。

前列腺疾病如何进行饮食调理?

1.前列腺增生症的饮食调理

（1）多饮水，以保证每日至少有1500~2000毫升的排尿量，才能十分有效地经常冲刷膀胱、尿道。即使这些泌尿道里有了细菌侵犯，在尿液的经常冲刷下，也会显著减少对前列腺逆行感染的机会。

（2）戒酒，至少不能够大量饮酒或酗酒，酒精成分最容易诱发前列腺充血。

（3）尽可能减少刺激性食物，如辣椒、胡椒、洋葱、大葱、韭菜等，这些食物容易激发前列腺充血。

（4）多吃新鲜蔬菜与水果，特别提倡多吃一些含锌成分多的食物，如苹果、南瓜、南瓜子、番茄、腰果、花生、芝麻和大枣等，对前列腺炎康复有利。

（5）少喝浓茶。茶里的鞣酸会刺激胃黏膜，会妨碍消化功能而引起大便干结，妨碍盆腔脏器的血液循环，从而加重前列腺充血。

2. 前列腺癌的饮食调理

（1）少吃或不吃熏制食品，这类食物含有亚硝胺等的致癌物质。不吃发霉的粮食食品，发霉粮食所含的黄曲霉素是一种强烈的致癌物质。

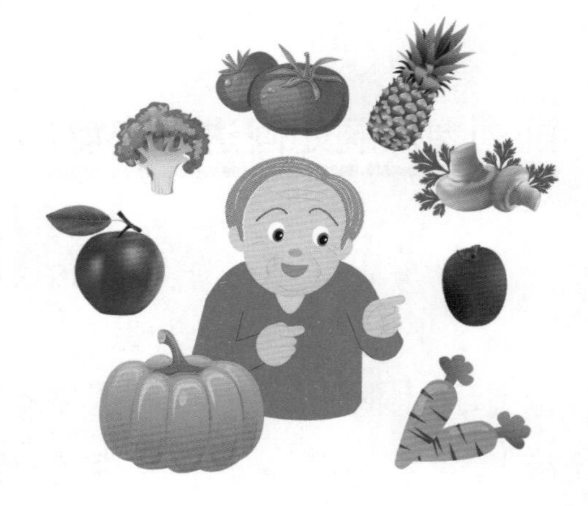

（2）饮食要多样化和营养丰富，便于机体的自然选择利用，切忌偏食、嗜食。

3. 前列腺炎的饮食调理。有益于前列腺炎患者的蔬菜有冬瓜、南瓜、黄瓜、丝瓜、苦瓜、茄子、大白菜、芹菜、莴笋、黄花菜等。